本书为国家自然科学基金项目"新医改背景下公立医院医生职业承诺研究——以山东省为例"（项目批准号：71103129）、教育部人文社会科学研究规划项目"公立医院医生职业枯竭评价与应对策略研究"（项目批准号：09YJA630114）和国家自然科学基金项目"我国公立医院医生工作满意度与稳定性研究"（项目批准号：70573078）的研究成果

社会交换视角下的医生职业承诺模型研究

A Model of Occupational Commitment for Chinese Physicians:
A Social Exchange Perspective

黄冬梅　尹文强　著

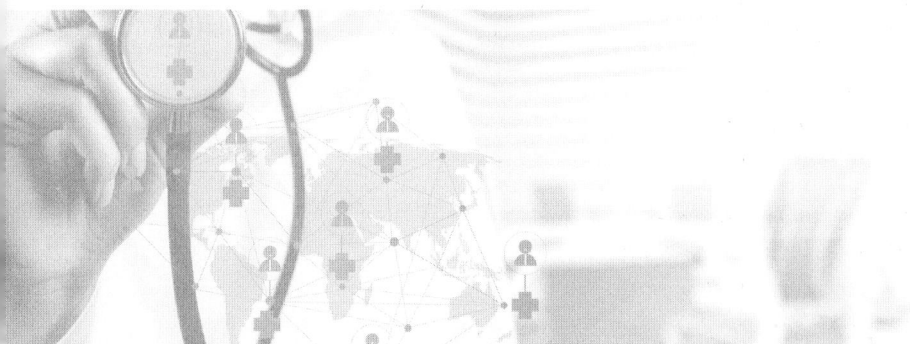

中国社会科学出版社

图书在版编目（CIP）数据

社会交换视角下的医生职业承诺模型研究/黄冬梅，尹文强著．—北京：中国社会科学出版社，2014.7

ISBN 978 - 7 - 5161 - 4522 - 7

Ⅰ.①社⋯　Ⅱ.①黄⋯②尹⋯　Ⅲ.①医务道德—研究　Ⅳ.①R192

中国版本图书馆 CIP 数据核字（2014）第 147414 号

出 版 人	赵剑英	
责任编辑	王　曦	
责任校对	周晓东	
责任印制	戴　宽	
出　　版	中国社会科学出版社	
社　　址	北京鼓楼西大街甲 158 号 （邮编　100720）	
网　　址	http：//www.csspw.cn	
	中文域名：中国社科网　　010 - 64070619	
发 行 部	010 - 84083635	
门 市 部	010 - 84029450	
经　　销	新华书店及其他书店	
印　　刷	北京君升印刷有限公司	
装　　订	廊坊市广阳区广增装订厂	
版　　次	2014 年 7 月第 1 版	
印　　次	2014 年 7 月第 1 次印刷	
开　　本	710×1000　1/16	
印　　张	12	
插　　页	2	
字　　数	203 千字	
定　　价	38.00 元	

序　言

　　第四次国家卫生服务调查结果显示，仅有25.7%的公立医院医生表示"如果重新选择，还会选择从医"，这个结果不禁让人担忧：如果现在的医生对自己的职业如此悲观，这个高风险、高技术行业何以吸引后来的优秀年轻人？20年之后，我们将面对一支什么样的医生队伍来守护我们的健康？

　　相信每一个考入医学院校的年轻人，都曾经怀揣着悬壶济世的职业理想，是什么扑灭了他们曾经的理想？对这个问题的解答，既有利于我们采取措施稳定当下的医生队伍，也可为增加医生职业吸引力、提高未来医生的素质提供政策依据，因此应该受到职业心理研究者的关注。

　　2009年，我参加了教育部人文社会科学研究项目《公立医院医生职业枯竭评价与应对策略研究》，在该课题的调研期间，我认识到研究中国公立医院医生职业承诺的必要性和迫切性。2011年，我选择"公立医院医生职业承诺"为研究主题申报了国家自然科学基金项目并获立项，对医生职业承诺问题进行了系统研究，本书是我对三年来研究的一个总结。

　　本书从社会学和心理学视角对公立医院医生职业承诺进行了系统研究。首先，开发了具有良好信度和效度的中国医生职业承诺量表。其次，以社会交换理论和符号互动论为理论基础，采用扎根理论研究方法，分析了医生职业生活中与各方的交换关系，建立了一个医生职业承诺前因变量的"交换—诠释"理论模型：职业体验作为中介变量，连接交换中的付出回报与职业情感之间的关系。利用来自山东省公立医院医生的调查数据，使用结构方程模型进行实证研究，明确了影响医生职业承诺的影响因素和作用机制，并从职业阶段角度界定了医生职业承诺的高危群体。研究发现，合理的职业回报是影响医生职业承诺的关键因素，积极职业体验在二者之间具有显著的中介效应。再次，基于中国公立医疗系统等级制以及由此造成的不同级别医院的组织差异，还检验了医院级别对理论模型的调节效应，发现基层医疗机构医生的职业承诺模型结构与二、三级医院有所不同。

当前，我国新医改已经取得了一定成效，但作为新医改重心的公立医院改革仍旧困难重重，医患关系紧张，时有发生的医疗暴力事件挫伤医生的积极性，如何激励广大医务人员支持拥护医改政策十分重要。本书的成果对推进我国公立医院改革具有一定的实践价值。研究结论表明，要真正实现"群众得实惠，医生受鼓舞"的政策目标，应正视医生的处境，解决医生的困惑，加强对医生精神世界的关怀，以培育和维护医生的积极职业心态。为医生提供合理的物质回报、职业成长的前景、信任和尊重显得尤为重要。本书的发现凸显出改善医疗执业环境的迫切性，也提示决策层在新医改推进的过程中从顶层设计到具体政策实施，均应将医疗执业环境的改善作为改革的重要目标和考核标准之一。

本书的研究属于探索性研究，所获得的结论从理论上丰富和更新了职业心理学研究的知识体系，本书的发现可以为政府及医院如何稳定、鼓舞医生队伍提供有价值的参考。因水平所限，书中难免有不足和疏漏之处，也期待读者和同行提出宝贵意见和建议。

黄冬梅

2014 年 4 月

目　录

第一章　绪论

第一节　问题的提出

一　我国医生群体职业心态现状及开展本研究的迫切性

随着现代人教育水准的提高、工作的日益专业化和组织变革的深入，职业已成为现代人生活意义的焦点之一，谋求职业生涯的成功是现代人所共有的生存目标，人们对职业的态度必然会影响其工作行为和绩效。20世纪90年代以来，职业心理研究领域逐渐将重点从满意度（satisfaction）转向了承诺（commitment），其中组织承诺的研究最先受到关注，在过去几十年间取得了丰硕成果。大量研究表明，组织承诺是组织层面的绩效变量如组织公民行为、出勤率、组织效率、角色外行为的重要前因变量[1][2][3]。与满意度相比，组织承诺对主动退缩行为（voluntary turnover）有更强的预测效力[4][5]。

① Mathieuo, J. E. , Zajac, D. M. , A review and meta – analysis of the antecedents, correlates, and consequences of organizational commitment, *Psychological Bulletin*, Vol. 108, No. 2, 1990, p. 171.

② Balfour, D. L. , Wechsler, B. , Organizational commitment: Antecedents and outcomes in public organizations, *Public Productivity & Management Review*, Vol. 19, No. 3, 1990, pp. 256 – 277.

③ Tett, R. P. , Meyer, J. P. , Job satisfaction, organizational commitment, turnover intention, and turnover: path analyses based on meta – analytic findings, *Personnel Psychology*, Vol. 46, No. 2, 1993, pp. 259 – 293.

④ Vandenberg, R. J. , Scarpello, V. , A longitudinal assessment of the determinant relationship between employee commitments to the occupation and the organization, *Journal of Organizational Behavior*, Vol. 15, No. 6, 1994, pp. 535 – 547.

⑤ Meyer, J. P. , Stanley, D. J. , Herscovitch L. , Affective, continuance, and normative commitment to the organization: A meta – analysis of antecedents, correlates, and consequences, *Journal of Vocational Behavior*, Vol. 61, No. 1, 2002, pp. 20 – 52.

受以往组织承诺研究成果的启示与鼓舞，以职业为焦点的承诺——职业承诺（occupational commitment）研究不断升温，成为国外职业心理研究的新热点。尽管研究者对职业承诺的概念、结构、测量及前因变量等问题还存在争议，但有一点达成了共识：职业承诺反映了一个人对自己所选职业坚定、持久的热爱，这种积极的职业情感可以帮助职业人士有效应对压力，提高工作效率，与工作对象形成良好的沟通互动，减少工作绩效下降、职业倦怠、身心健康受损、离职等不良工作状态[①]。不管是在社会层面将人们留在特定职业领域，还是在组织层面维持可接受的离职水平，都可以避免个人乃至社会的经验浪费和摩擦成本。对于教师、医生等需要长期的教育投入准备和专业实践训练的高度专业化的助人职业而言，职业承诺不但与从业者的职业投资、职业成长、心理健康有密切的关系，对于服务对象的健康和福利也十分重要。

医生职业的"高风险、高压力"，在社会上存在的职业中少有出其右者。按照社会交换的基本准则，该职业因其救死扶伤、治病救人的巨大社会责任，其从业者应该获得作为社会精英的地位与回报：尊重、信任和高收入。在国外，医生是最受人尊敬的高收入职业之一[②]。纵观中国历史，唐宋以前，中国流传于世的医学精英多为道家人物，如黄帝、岐伯、扁鹊、张仲景、华佗、孙思邈等，基本都有浓厚的道家思想，被认为是"道医"（民间则更多将他们尊为"神医"），备受后世敬仰。唐宋以来，由于儒学在封建社会至尊至高的地位，由儒而医或亦儒亦医的"儒医"是对医者最高的称誉，医学被认为是实现儒家"修齐治平"人生理想的重要途径，"不为良相，则为良医"成为旷世流风、儒士箴言，良相与良医一直被视为社会的精神脊梁。

在我国当前医疗体制下，医生普遍接受较高层次的教育，属于高级知识分子，多数中国医生在被称为"公立医院"的单位工作，有稳定的收入和福利保障，当属社会地位较高的职业群体之一。但种种迹象表明，这个职业的社会形象和吸引力正面临着危机。从社会形象看，新浪网的一项在线调查颇能说明问题："你觉得医生是个受人尊敬前途光明的职业吗？"

---

① Lee, K., Carswell, J. J., Allen, N. J., A meta - analytic review of occupational commitment: relations with person - and work - related variables, *Journal of Applied Psychology*, Vol. 85, No. 5, 2000, p. 799.

② 有关国外医生收入和社会地位状况的叙述散见于互联网相关报道，在此不做具体引证。

有 50.2% 的人回答:"不是,收入不高压力不小,没啥意思。"相信做出上述回答的既有医生和医生的家人,也有对医生职业特点和面临困境有所了解的非医学界人士。

欲了解中国医生职业形象和吸引力下降的原因,就不能不关注转型期中国的医疗职业环境:日益增高的社会期望、复杂的执业环境、紧张的医患关系等,暴力化的医疗维权倾向更增加了公立医院医生群体面临的压力。面对来自职业本身和社会的双重压力,医生群体的职业心态不容乐观。据统计,医务人员明确表示不愿意子女学医的比例,2002 年、2004年和 2006 年分别为 54%、63% 和 90%①。2008 年第四次国家卫生服务调查首次进行了医务人员工作状态调查,结果显示,医务人员对自己的社会地位评分仅为 60.1 分(满分为 100 分),仅有 25.7% 的公立医院医生表示"如果重新选择,还会选择从医"②。但是,在中国公立医院,医生主动离职的现象并不多见,医生的流动率也不高,以至于在其他行业常见的跳槽现象,如果发生在公立医院,就具有了新闻价值,会被作为一个"问题"被媒体报道和讨论③④。甚至有曾经"逃离"了公立医院的医生,在外屡屡碰壁之后,最终又无奈回到了公立医院⑤,这也成为公立医院管理者忽视医生职业心态、决策者忽视优化医生激励机制的一个挡箭牌,"医生再不满意,也没见多少医生辞职,医学硕士、博士毕业生还不是争着抢到大医院工作?"持这种观点的管理者并不在少数。但是,低离职率下的医生,当前如何看待自己当初的职业选择?他们对自己的职业持何种态度?又是哪些因素影响他们对职业的态度?这些被研究者和管理者忽略的问题,正是本书的切入点。

当前,医师"多点执业"作为中国解放医疗生产力的尝试,受到社会热切关注,允许"多点执业",甚至与国际接轨实行"自由执业",或将成为中国未来医疗从业方式改革的大方向。在此背景下,"稳定激励医生队伍"的内涵也将不再局限于"防范人才跳槽"、"将人才留在某个医

---

① 黄冬梅等:《公立医院医生执业环境满意度的调查》,《中华医院管理杂志》2008 年第 7期。

② 卫生部统计信息中心:《中国医患关系调查研究》,中国协和医科大学出版社 2010 年版。

③ 李闻莺:《离开公立医院之后》,《青年时报》2013 年 12 月 19 日 B4 版。

④ 贾晓宏:《协和急诊女超人辞职》,《北京晚报》2013 年 6 月 11 日第 4 版。

⑤ 曹红蕾:《公立医院名医跳槽民营医院为何"先驱变先烈"?》,云南网,2012 年 5 月 11日,http://society.yunnan.cn/html/2012-05/11/content_2191601.htm。

院"、"维护医生对医院的忠诚"等传统观念,更应重视如何将优秀医务人员留在医疗行业、如何吸引优秀青年进入医疗行业,维护从业者对职业的忠诚和热爱,这也是中国卫生系统赋予组织行为学研究界的使命。

但是,传统组织行为学将研究重点放在解决员工的机能失调、冲突、工作压力等问题上,具有一定的消极倾向,其研究思路是为压力失调问题进行诊断和治疗。但在更多的时候,问题的消解并不等于激活组织的积极因素。组织行为学家卢森斯(Luthans)意识到,应该以一种更加积极的视野去关注组织中的态度和行为,有必要将积极的思潮和取向引入到组织行为研究中。他将这种以积极心理学运动为基础和出发点的、全新的、积极取向的组织行为学模式称为积极组织行为学(Positive Organizational Behavior, POB)[1]。具体而言,POB 研究的概念不仅要与积极性相联系,而且必须对传统组织行为学领域而言是相对新异的,存在有效的测量和开发方法,最重要的是能够有助于提高工作领域的绩效[2]。积极组织行为学家的使命即是发现、确认符合上述标准的积极心理能力,并将其与重要的组织结果联系起来[3]。近年来,职业承诺作为一种积极职业态度受到研究者关注,为研究当前中国卫生系统从业者职业心态提供了一个很好的切入点。

二 国内外职业承诺研究的简要述评

职业承诺是管理学和组织行为学的重要领域。由于职业承诺影响到员工的离职意向、工作满意度以及工作投入等[4][5],引起了众多国外学者的关注。在过去 20 多年的研究中,国外研究者对职业承诺的概念、测量、前因后果变量等进行了大量研究,取得了丰硕成果。职业承诺的概念与测量主要有两种取向:一是单维态度论。认为职业承诺是一种相对单纯的构

① Luthans, F. , The need for and meaning of positive organizational behavior, *Journal of Organizational Behavior*, Vol. 23, No. 6, 2002, pp. 695 – 706.

② Luthans, F. , Positive organizational behavior: Developing and managing psychological strengths, *The Academy of Management Executive*, Vol. 16, No. 1, 2002, pp. 57 – 72.

③ Youssef, C. M. , Luthans, F. , Positive Organizational Behavior in the Workplace: The Impact of Hope, Optimism, and Resilience, *Journal of Management*, Vol. 33, No. 5, 2007, pp. 774 – 800.

④ Blau, G. J. , Testing the generalizability of a career commitment measure and its impact on employee turnover, *Journal of Vocational Behavior*, Vol. 35, No. 1, 1989, pp. 88 – 103.

⑤ Somers, M. J. , Birnbaum, D. , Work – related commitment and job performance: it's also the nature of the performance that counts, *Journal of Organizational Behavior*, Vol. 19, No. 6, 1998, pp. 621 – 634.

思，如布劳（Blau）将职业承诺定义为个人对职业或专业的态度，即对职业的情感依附，包括留在现在职业的愿望和对现在的职业喜欢[①]；在此基础上他开发了 8 个项目的单维职业承诺量表，并在护士、企业员工和银行出纳等群体中进行了重复研究[②]。二是多维态度论。阿伦（Allen）和迈耶（Meyer）从心理、经济和社会文化三个角度定义职业承诺，形成了三个维度：情感承诺、持续承诺和规范承诺，并开发了三维 18 个项目的测量工具[③]；欧文（Irving）与科尔曼（Coleman）等的研究结果也验证了迈耶的设想[④]。基德（Kidd）与格林（Green）（2006）则将职业承诺的三个维度命名为职业活力、职业坚持和职业规划[⑤]。布劳后来又开发了一个四维度职业承诺模型，包括情感承诺、规范承诺、累计成本和有限选择，并利用这个量表调查了职业承诺与离职意向之间的关系[⑥]。

国外研究发现，职业承诺的前因变量主要包括个人因素、环境因素和工作因素三个方面。伦敦（London）认为个体特征和环境因素都是影响职业承诺的重要变量[⑦]。但是研究发现，工作因素也是影响职业承诺的一个重要变量[⑧][⑨]。职业承诺的后果变量主要表现在人们的心理行为上，这些变量可以作为预测职业承诺的效标，包括积极变量如职业满意度、工作

① Blau, G. J., The measurement and prediction of career commitment, *Journal of Occupational Psychology*, Vol. 58, No. 4, 1985, pp. 277–288.

② Blau, G. J., Further exploring the meaning and measurement of career commitment, *Journal of Vocational Behavior*, Vol. 32, No. 2, 1988, pp. 284–297.

③ Allen, N. J., Meyer, J. P., The measurement and antecedents of affective, continuance and normative commitment, *Journal of Occupational Psychology*, Vol. 63, No. 1, 1990, pp. 1–18.

④ Irving, P. G., Coleman, D. F., Cooper, C. L., Further assessments of a three–component model of occupational commitment: generalizability and differences across occupations, *Journal of Applied Psychology*, Vol. 82, No. 3, 1997, pp. 444–452.

⑤ Kidd, J. M., Green, F., The careers of research scientists: predictors of three dimensions of career commitment and intention to leave science, *Personnel Review*, Vol. 35, No. 3, 2006, pp. 229–251.

⑥ Blau, G. J., Can a four–dimensional model of occupational commitment help to explain intent to leave one's occupation? *Career Development International*, Vol. 14, No. 2, 2009, pp. 116–132.

⑦ London, M., Toward a theory of career motivation, *Academy of Management Review*, Vol. 8, No. 4, 1983, pp. 620–630.

⑧ Lowrey, W., Becker, L. B., Commitment to journalistic work: Do high school and college activities matter, *Journalism and Mass Communication Quarterly*, Vol. 81, No. 3, 2004, pp. 528–545.

⑨ Omdahl, B. L., O'sDonnell C., Emotional contagion, empathic concern and communicative responsiveness as variables affecting nurses' stress and occupational commitment, *Journal of Advanced Nursing*, Vol. 29, No. 6, 1999, pp. 1351–1359.

投入、工作绩效等①，消极变量如职业倦怠、离职等方面，但没有检索到有关职业承诺预测及形成机制的系统理论和模型研究。已有研究只是探讨了各种变量与职业承诺之间的数量关系，并没有解释员工的职业承诺是如何形成、发展的，职业承诺的形成过程仍是一个黑箱。

国内目前对职业承诺研究仍属于早期探索阶段，研究对象集中在教师、护士、图书馆员、警察等群体②。部分研究直接沿用国外量表，龙立荣等则参照国外的三维态度理论编制了三维职业承诺量表③，该量表在国内得到不少研究者的应用。刘世瑞、裴艳等也对职业承诺问卷进行了探讨，最后他们编制了四维结构问卷并对中小学教师和护士进行了调查④⑤。

目前，国内的实证研究主要是在借鉴国外研究结果，分散地验证职业承诺与工作压力、职业倦怠、工作满意度等变量之间的关系，缺乏对职业承诺的系统性实证研究。可能由于世界范围内的护士短缺和高离职率，职业承诺研究者对医务工作者中的护士给予较多关注，医生群体的职业承诺问题并未引起国内研究者的关注。在中国知网数据库只检索到 2 篇以医生为对象的文献，1 篇以中医医生为研究对象，该文开发了一个四维度的职业承诺量表，对 507 名中医医生施测，但问卷主体只是量表本身结构，未涉及职业承诺的影响因素和作用机制⑥；唐汉瑛等利用龙立荣修订的 Blau 单维量表对 110 名临床医生进行研究，验证职业承诺对工作家庭冲突与整体工作满意度之间关系的调节作用⑦，没有检索到针对普通公立医院医生职业承诺影响因素及形成机制的大样本实证性研究。

---

① Gambino, K. M., Motivation for entry, occupational commitment and intent to remain: a survey regarding Registered Nurse retention, *Journal of Advanced Nursing*, Vol. 66, No. 11, 2010, pp. 2532 – 2541.

② 王霞霞等:《国内外职业承诺研究述评》,《心理科学进展》2007 年第 3 期。

③ 龙立荣等:《中小学教师的职业承诺研究》,《教育研究与实验》2002 年第 4 期。

④ 刘世瑞:《中小学教师职业承诺问卷的编制及适用研究》,硕士学位论文,湖南师范大学心理学院,2005 年。

⑤ 裴艳等:《护士职业承诺结构的研究》,《心理科学》2007 年第 6 期。

⑥ 刘鲁蓉等:《中医医生职业承诺量表的结构模型评价研究》,《四川大学学报》(医学版) 2009 年第 2 期。

⑦ 唐汉瑛等:《临床医生工作满意度的相关研究及职业承诺的调节作用》,《中国临床心理学杂志》2008 年第 1 期。

第二节 研究目的与意义

一 现有职业承诺研究的薄弱环节

国外职业承诺研究已取得丰硕成果,但是国内研究刚刚起步。文献回顾发现,国内领域的研究需要重视以下不足以开展深入研究。

第一,现有职业承诺概念较为凌乱,测量工具存在很大差异,使得来自不同群体、不同文化背景的丰富研究结果难以比较和整合;多数多维量表存在将职业承诺的影响因素作为其构成维度的问题。

第二,缺乏适合中国文化的职业承诺概念和测量工具。国外的研究为我们提供了理论框架、研究视角和方法指导,但是文化差异决定了国外研究并不能代替本土研究,中国文化中的个人基本价值观是克制、妥协、不走极端的中庸权衡。因此首先应根据中国的文化背景,编制出适合中国文化的职业承诺量表,才能对员工进行职业承诺的有效研究。

第三,综观国内外现有实证研究,局限于对职业承诺与某些前因或后果变量的数量关系进行验证,缺乏解释和预测职业承诺的系统整合研究,没有系统的理论和模型对职业承诺这一心理变量进行预测。

第四,对医生这个公认的高压力职业群体缺乏应有的关注。同国外一样,国内职业承诺研究者的兴趣也高度集中于教师和护士群体,未检索到针对公立医院医生群体的大样本系统职业承诺研究。综合以上理由,亟须针对医生群体的职业承诺问题进行系统研究。因此系统研究公立医院医生的职业承诺,可以大大丰富该领域的实证研究,具有一定的理论价值。

二 医生职业承诺研究的实践意义

在我国,公立医院医生是医疗服务的主要提供者,在新医改背景下,他们又是推动医改进程不可或缺的力量。当前,新医改正致力解决13亿人口"病有所医"的问题,而公立医院改革是医改的核心和难点,公立医院改革如果不成功,医改就不可能成功。公立医院医生是连接医改新政与患者的桥梁,是新医改的重要参与者和推动者,一支工作心态积极、职业信念坚定的医生队伍是公立医院改革成功的前提和保证。因此,迫切需要对公立医院医生职业承诺进行系统研究,了解当前医生群体的职业承诺现状,探索其主要影响因素,提出稳定医生队伍、保护医生工作热情的有

效策略，这是我国医院管理研究领域面临的崭新课题。本书的主旨是开发
医生职业承诺的概念和测量工具，科学评价当前公立医院医生的职业承诺
状况，寻找职业承诺的预测变量，在此基础上提出维护促进医生职业承诺
的建议，以改善医生对职业的忠诚，保护其工作热情，稳定公立医院医生
队伍，提高他们落实医改政策的积极性。其研究结果的推广将有助于打造
一支对职业忠诚、对工作热情、对患者温情的医生队伍，对顺利推进公立
医院改革、构建健康和谐的医患关系具有重大意义。

第三节　研究目标与内容

一　研究目标

本书以山东省公立医院医生为研究对象，基于新医改背景和医疗行业实
际，综合运用管理学、心理学、社会学、统计学等学科的相关理论与研究方
法，对职业承诺的概念、结构、影响因素和作用机制等进行系统的研究。主
要研究目标是建立本土化的公立医院医生职业承诺概念并开发相应的量表；
提出公立医院医生职业承诺影响效应整合模型并对其进行实证研究。

二　研究内容

（一）建立适合中国文化和医疗行业特点的公立医院医生职业承诺概念

基于情景化量表设计取向，通过文献查阅、对公立医院医生的个人深度
访谈、专家咨询，归纳本土化、符合行业特点的职业承诺概念及其结构。

（二）开发公立医院医生职业承诺量表

根据职业承诺的概念和结构，拟定量表的维度和项目，设计公立医院
医生职业承诺量表并进行预调查，建立数据库，通过项目分析、信效度分
析修订量表，形成正式公立医院医生职业承诺量表。

（三）描述公立医院医生职业承诺现状，定位低职业承诺群体

进行正式调查，对数据进行分析，描述山东省公立医院医生职业承诺
的现状，通过对不同社会人口学分组的职业承诺水平进行比较，定位公立
医院职业承诺较低的群体。

（四）建立公立医院医生职业承诺影响因素整合模型

对公立医院医生进行个人深度访谈，通过扎根理论分析，结合文献综

述、定性访谈及前期研究启示，提出假设的职业承诺模型并进行验证，探求职业承诺影响因素及作用机制，构建公立医院医生职业承诺影响因素整合模型。

三　本书解决的关键科学问题

（一）开发本土化、时代性的公立医院医生职业承诺量表

运用情境化研究策略，密切联系当前医生群体所处的宏观社会环境和行业状态，以此建立本土化、具有时代性的公立医院医生职业承诺概念，并开发相应的量表。

（二）建立公立医院医生职业承诺的影响因素整合模型

国内已有职业承诺实证研究还处于散在地验证西方已有理论模型的状态，缺乏对职业承诺的前因后果进行系统整合研究。本书通过文献综述、定性访谈及前期研究启示，将职业承诺的影响因素和结果进行整合，建立职业承诺因果模型，运用结构方程模型进行检验，并检验其在不同群组间的恒等性。

第四节　研究的总体设计

一　研究的总体构思

根据研究的目标和内容，从三个方面对中国医生职业承诺进行系统研究。第一，了解新医改背景下公立医院医生对职业承诺的理解，在此基础上发展中国医生职业承诺的概念与测量工具。第二，运用这个测量工具，对公立医院医生的职业承诺现状进行描述，从职业阶段视角界定职业承诺的重点群体。第三，对职业承诺的影响因素和作用机制进行阐述。职业承诺作为一个积极的心理变量，受哪些因素影响？其作用机制是什么？对我们有什么启示？本书从社会学和心理学的多维视角出发，建立假设模型并进行验证，以回答上述问题。

二　研究的主要步骤

本书采用定性与定量相结合的研究策略，按照以下三个阶段进行研究。

第一阶段：职业承诺概念的建立与测量工具开发。

采用个人深入访谈、搜集与医疗相关的时事新闻等方法，了解医生职

业承诺的内涵，同时查阅文献资料进行对比分析，发展出中国公立医院医生职业承诺的概念。在此基础上，将概念进行操作化，设计了包括 10 个项目的单维公立医院医生职业承诺量表，并通过预调查数据进行项目纯化，最终形成了单维 6 项目医生职业承诺量表。信效度分析表明，该量表具有良好的信度和效度。

第二阶段：调查问卷设计与大样本调查。

基于社会学和心理学的多维视角，根据定性研究和文献分析的结果，选取现有研究中被认为与职业承诺有密切关系的相关变量，以及尚未被关注但在中国医疗系统情境下应该考虑的变量（如领导赏识、患者期望与风险、学习要求等）编制调查问卷，对山东省公立医院医生进行大规模抽样调查。

第三阶段：对医生职业承诺正式调查数据的分析。

首先对医生职业承诺现状进行描述，从横向和纵向两个维度界定职业承诺的重点关注对象。然后从社会学和心理学的多维视角出发，将工作要求、组织资源、社会资源作为职业承诺的影响因素，建立假设模型并进行验证，探索职业承诺的前因变量及其影响机制。

三　主要研究方法

研究遵循了文献阅读与访谈—提出命题与假设—收集数据—实证分析—形成结论的基本研究范式，经验研究是贯穿全书的基本研究方法，具体包括：

作为大规模正式调研的前期工作，进行了定性访谈，访谈工作结合研究目的进行，主要用以验证本书的基本构思，发现研究变量关系的构思、研究假设及变量测量中可能存在的问题。

问卷调查：问卷调查是本书获取研究数据的基本方法，包括设计调查问卷、调查过程和数据的初步分析三个步骤，共进行了三次不同内容和目的的问卷调查。

数据分析：对正式数据进行统计分析，主要包括探索性因子分析（Exploratory Factor Analysis，EFA）、验证性因子分析（Confirmatory Factor Analysis，CFA）、方差分析、结构方程模型（Structural Equation Modeling，SEM），使用的软件工具为 SPSS 和 AMOS。其中，方差分析主要用来验证控制变量对自变量、中介变量和因变量的影响，因子分析主要用来探寻和验证测量的效度，结构方程模型方法主要用于探索变量之间的关系及验证研究提出的假设模型。

第二章 职业承诺文献综述

第一节 职业承诺的概念、结构与测量

一 职业承诺概念的提出

要研究职业承诺的概念，首先要了解"职业"和"承诺"的概念。职业的含义丰富，英文表达诸如 career、occupation、vocation、profession、work 和 job。一般来说，career（职业生涯）是一个长时期乃至终生的概念，它包含的不只是一种职业，而且是一个人的整个职业过程，一个人有可能涉及多种职业；occupation 或 vocation（行业）是相对静态的分类型概念，在不同行业中可能有相同的职业；profession 有专业之意，尤指从事脑力劳动、受过专门训练的职业或专业化程度较高的职业，如医生、律师等；work 和 job 通常指的是工作，是指为进行某种活动或达成某项任务、个人所需扮演的角色及被分配的若干职位，是更为具体的概念。迈耶（Meyer，1993）指出，在承诺的研究中，"career"、"occupation"、"profession"往往是通用的[1]。在中文中，职业一般是指人们为了谋生和发展而从事相对稳定的、有收入的、专门类别的社会劳动[2]。张添洲认为，职业是个人从事各种工作或任务时职位和角色的总和，包括个人长期所有的各项工作职位，具体有职业选择、职业准备、职业安置、职业适应和职业满足等[3]。也有人认为，职业是人们在社会中所从事的作为主要生活来源

---

① Meyer, J. P., Allen, N. J., Smith, C. A., Commitment to organizations and occupations: extension and test of a three – component model, *Journal of Applied Psychology*, Vol. 78, No. 4, 1993, p. 538.

② 朱启臻：《职业指导理论与方法》，人民教育出版社 1996 年版，第 103 页。

③ 张添洲：《生涯发展与规划》，五南图书出版公司 1994 年版，第 19—21 页。

的工作①。

　　承诺（commitment）是职业发展中的一个重要方面，国外关于承诺的研究始于 20 世纪 50 年代后期。最早是由贝克（Becker）提出来的，他强调，"承诺"意味着个人在时间、金钱和努力上的额外投入②。20 世纪 70 年代，组织行为学家波特（Porter）等认为，"承诺"更多地表现为员工对组织的一种感情依赖，而非贝克所强调的"一种经济上的工具"③。谢尔顿（Sheldon）将承诺定义为对于组织的一种态度或取向，这种态度或取向联合了个体对组织的认同④。加拿大学者迈耶和阿伦（Meyer & Allen，1990）对以前诸多关于组织承诺的研究结果进行了全面系统的回顾和分析，将组织承诺定义为体现员工和组织之间关系的一种心理状态⑤，暗示了员工对于是否继续留在该组织的决定。

　　国内关于承诺的系统研究开始于凌文辁等的"中国企业员工组织承诺研究"⑥。他们通过实证研究发现，中国员工组织承诺的结构模型包括 5 个因子：感情承诺、理想承诺、规范承诺、经济承诺和机会承诺。王雅君（1991）总结归纳相关文献后指出，承诺可解释为一种高层次的态度，有一个认同的对象并且对其有清楚的认知和深厚的感情，并将此对象内化为自我概念中的具体行为意向，此行为意向与认知和情感一致⑦。

　　职业承诺的英文表达为"occupational commitment"或"career commitment"，由组织承诺概念延伸而来。布劳（Blau，1985）将职业承诺定

　　① 汪宁等：《苏州高职生择业倾向影响因素及分析》，《科技信息》（学术研究）2007 年第 16 期。

　　② Billingsley, B. S., Cross, L. H., Predictors of commitment, job satisfaction, and intent to stay in teaching: A comparison of general and special educators, *Journal of Special Education*, Vol. 25, No. 4, 1992, pp. 453 – 471.

　　③ Porter, L. W., Steers, R. M., Mowday, R. T., et al., Organizational commitment, job satisfaction, and turnover among psychiatric technicians, *Journal of Applied Psychology*, Vol. 59, No. 5, 1974, p. 603.

　　④ Sheldon, M. E., Investments and involvements as mechanisms producing commitment to the organization, *Administrative Science Quarterly*, Vol. 16, No. 2, 1971.

　　⑤ Allen, N. J., Meyer, J. P., The measurement and antecedents of affective, continuance and normative commitment, *Journal of Occupational Psychology*, Vol. 63, No. 1, 1990, pp. 1 – 18.

　　⑥ 凌文辁等：《中国职工组织承诺研究》，《中国社会科学》2001 年第 2 期。

　　⑦ 王雅君：《营养师职业承诺及其影响因素之研究》，硕士学位论文，中山大学（台湾），1991 年。

义为"个人对职业或专业的态度"①，即留在现职业的愿望和对现职业的喜欢。Engelien（1999）认为职业承诺是个人卷入职业的程度，它是个人生活和生涯的中心，关注的是将来的职业定位与长期规划②。李（Lee，1990）通过元分析得出，职业承诺是个体与职业之间建立起来的心理纽带③。古利特（Goulet，2002）认为，职业承诺除了从个人对自己所从事职业价值的认同程度识别外，还可以从他为取得进步在该职业上花费时间的多少来衡量④。劳雷（Lowrey，2004）认为，职业承诺是个体对参与本职业相关活动的一种愿望⑤。

虽然国内对职业承诺的研究不多，还是有不少学者给职业承诺下了定义，比较典型的代表有龙立荣、龙建等。龙立荣（2000）认为职业承诺是指由于个人对职业的认同或情感依赖、对职业或专业的投入和对社会规范的内化而导致不愿变更职业的程度⑥。龙建等（2002）认为，职业承诺是个人承受某种职业责任的允诺，是个人在内心与自己目前从事职业签署的"心理合同"⑦，即个人对自己所从事的某种职业的主观态度，它涉及个体维持现有职业的原因和态度，并常常与职业认同、情感依赖、投入（时间、精力等）及社会规范的内化有关。连榕等（2003）则认为职业承诺是一个人与其所从事职业之间的一种心理联系（纽带），即一个人对自己所选择的职业或工作价值的信念和接受程度，以及保持成为该职业成员的意愿⑧。

二　职业承诺的结构与测量

国内外研究关于职业承诺的结构和测量主要有如下观点：

---

① Blau, G. J. , The measurement and prediction of career commitment, *Journal of Occupational and Organization Psychology*, Vol. 58, No. 4, 1985, pp. 277 - 288.

② De Jong E. , The impact of motivation on the career commitment of Dutch literary translators, *Poetics*, Vol. 26, No. 5, 1999, pp. 423 - 437.

③ Lee, K. , Carswell, J. J. , Allen, N. J. , A meta - analytic review of occupational commitment: relations with person - and work - related variables, *Journal of Applied Psychology*, Vol. 85, No. 5, 1990, p. 799.

④ Goulet, L. R. , Singh, P. , Career commitment: a reexamination and an extension, *Journal of Vocational Behavior*, Vol. 61, No. 1, 2002, pp. 73 - 91.

⑤ Lowrey, W. , Becker, L. B. , Commitment to journalistic work: do high school and college activities matter, *Journalism & Mass Communication Quarterly*, Vol. 81, No. 3, 2004, pp. 528 - 545.

⑥ 龙立荣等：《职业承诺的理论与测量》，《心理学动态》2000 年第 8 期。

⑦ 龙建等：《431 名护士职业承诺状况的调查分析》，《中华医院管理杂志》2002 年第 7 期。

⑧ 连榕等：《关于教师职业承诺及其发展模式的研究》，《教育评论》2003 年第 6 期。

（一）单维度论与测量正式调查

1. 单维度论

单维观点产生于职业承诺理论发展的早期阶段，主要以布劳为代表，认为职业承诺是一种相对单纯的构想，以对职业的情感依附为主，认为职业承诺只有一个情感维度。布劳（1985）将职业承诺定义为个人对职业或专业的态度，包括留在现从事职业的愿望和对现职业的喜欢[①]。

格林豪斯（Greenhaus）在研究职业生涯特点问卷时，通过因子分析得到了 3 个因子，即一般的工作态度（包括职业价值和工作中心项目）、职业规划和思考、工作的重要性（工作及非工作活动的偏好）[②]。但有研究者认为，格林豪斯的研究问卷中过多地包含了工作卷入（work involvement）的内容[③]。马歇尔等（Marshall，1980）在研究职业取向测量时，发现了职业承诺因子，并将其界定为"人生所有阶段对工作的一般承诺，反映职业对个人生活的价值"[④]。莫罗（Morrow，1986）的研究也发现，职业承诺、工作卷入和组织承诺的操作定义之间存在重叠现象，如工作卷入、生活兴趣中心度、工作伦理等[⑤]。布劳（1985）排除了格林豪斯和莫罗等人观点中的工作卷入、工作中心度以及职业价值的内容，提出了职业承诺的单维结构，他认为，职业承诺是个人对职业或专业的情感依附与认可，并将变换职业作为职业承诺的对立物或效标之一。

2. 单维态度测量

波特（Porter）和莫德（Mowday）是组织承诺研究的代表人物，他们认为组织承诺是"个人对特定的组织的认同（identification）和卷入（in-

---

[①]　Blau, G. J., The measurement and prediction of career commitment, *Journal of Occupational Psychology*, Vol. 58, No. 4, 1985, pp. 277 - 288.

[②]　Greenhaus, J. H., Parasuraman, S., Wormley, W. M., Effects of race on organizational experiences, job performance evaluations, and career outcomes, *Academy of Management Journal*, Vol. 33, No. 1, 1990, pp. 64 - 86.

[③]　Gorn, G. J., Kanungo, R. N., Job involvement and motivation: Are intrinsically motivated managers more job involved, *Organizational Behavior and Human Performance*, Vol. 26, No. 2, 1980, pp. 265 - 277, 528 - 545.

[④]　Marshall, S. J., Wijting, J. P., Relationships of achievement motivation and sex - role identity to college women's career orientation, *Journal of Vocational Behavior*, Vol. 16, No. 3, 1980, pp. 299 - 311.

[⑤]　Morrow, P. C., McElroy, J. C., On assessing measures of work commitment, *Journal of Organizational Behavior*, Vol. 7, No. 2, 1986, pp. 139 - 145.

volvement）的相对强度"①。根据这一定义，他们编制了被广泛使用的组织承诺问卷（Organizational Commitment Questionaire，OCQ），主要测量对组织价值观的接纳、希望为组织效劳和留在组织中的愿望。虽然 OCQ 在设计上包含了三个理论上的成分，但其反映的却是一致的、单维的承诺概念。Aranya 等将莫德等的单维组织承诺理论和测量方法引入到了职业承诺领域，将 OCQ 中的"组织"一词直接换成"职业"或"专业"一词，形成 15 个项目的职业承诺量表（Career Commitment Questionnaire，CCQ），并通过因子分析证明了职业承诺的单维度结构②。后来，职业承诺研究者多采用从组织承诺研究中移植而来的理论与测量工具。

　　布劳从单维态度论出发，以护士为样本进行了职业承诺纵向研究。他剔除了过去职业承诺概念中的工作卷入、工作中心和职业价值等成分，明确了职业承诺的结构，认为职业承诺可以个人对专业或职业的态度为出发点，通过询问个体从事专业相关活动的范围进行测量。他的职业承诺量表由 8 个项目组成，采用 5 点计分，从"完全同意"到"完全不同意"③。Blau 的单维职业承诺量表在后续研究中被证明具有较好的内部一致性④。为了检验职业承诺与工作卷入、组织承诺结构的差异，他将测量问卷与工作卷入度、组织承诺 3 个问卷一起施测，因子分析结果提取了三个相互独立的因子，支持了职业承诺的单维态度论⑤。

　　莫罗（Morrow）和沃思（Wirth）出于对职业承诺的行为理论（主要注重行为卷入度）和态度理论（主要指布劳的观点）两种单维测量的不满，将行为、态度结合起来，按波特和莫德组织承诺的三维度构想，将莫德的组织承诺问卷（15 个项目）中的"组织"一词改成"专业"一词，与组织承诺、工作卷入度问卷同时施测，结果发现，虽然组织承诺中专业承诺问卷部分的项目有一定的重合，但重合度不高，说明它们是相对独立

　　① Mowday, R. T. , Steers, R. M. , Porter, L. W. , The measurement of organizational commitment, *Journal of Vocational Behavior*, Vol. 14, No. 2, 1979, pp. 224 - 247.

　　② Aranya, N. , Jacobson, D. , An empirical study of theories organizational and occupational commitment, *The Journal of social Psychology*, Vol. 97, No. 1, 1975, pp. 15 - 22.

　　③ Blau, G. J. , The measurement and prediction of career commitment, *Journal of Occupational Psychology*, Vol. 58, No. 4, 1985, pp. 277 - 288.

　　④ Blau, G. J. , Further exploring the meaning and measurement of career commitment, *Journal of Vocational Behavior*, Vol. 32, No. 2, 1988, pp. 284 - 297.

　　⑤ Blau, G. J. , Testing the generalizability of a career commitment measure and its impact on employee turnover, *Journal of Vocational Behavior*, Vol. 35, No. 1, 1989, pp. 88 - 103.

的构想，组织承诺问卷是单维的，但专业承诺负荷在两个因子上（第一个因子是专业认同和卷入；第二个因子是不想留在该专业），与预想的单维结构理论不符[①]。Colarelli 与 Bishop（1990）同样引用了波特等（1974）的组织承诺问卷结构，将其中的"组织"一词换成"职业"一词来测量职业承诺[②]。预先假设职业承诺是多维度的，而且独立于组织承诺和工作卷入。然而研究结果发现，职业承诺的项目大多数负荷在了职业认同和卷入两个因子上，少数几个项目负荷在不想留在现在的职业这个因子上，所以最终的结论支持了职业承诺的单维态度论。

（二）动机论与测量

1. 动机论

动机论观点将职业承诺定义为在职业认同基础上追求职业成就的动机强度，即职业承诺体现为职业动机或事业心。其代表人物主要是霍尔（Hall）和伦敦（London）。霍尔（1971）认为职业承诺是指一个人在选定的职业角色中工作的动机程度。伦敦（1983）则直接使用了职业动机这个概念，认为职业动机"包括工作动机、管理动机、职业决策和职业行为有关的动机。这些动机具体包括找工作和接受工作、决定留在组织、修改职业计划、寻求培训和经验、设定和试图完成职业目的"[③]。

职业动机的结构包含 3 个维度：职业认同（career identity）、职业洞察力（career insight）和职业活力（career resilience）。职业认同指职业对个人身份的核心度或按照工作来定义自己的程度，包括工作卷入和晋升的愿望；职业洞察力指个人对自己和组织的客观知觉，及把这些知觉同职业目标联系在一起的程度，即个人的职业期待、了解自己的优缺点和确立明确的职业目标的程度；职业活力指适应变化的环境、应对不利环境的能力，或个人对职业困境的坚持性。职业认同确定了职业动机的方向，职业洞察力和职业活力分别反映了职业动机的激发强度和坚持性[④]。

① Morrow, P. C., Wirth, R. E., Work commitment among salaried professionals, *Journal of Vocational Behavior*, Vol. 34, No. 1, 1989, pp. 40 – 56.

② Colarelli, S. M., Bishop, R. C., Career commitment functions, correlates, and management, *Group & Organization Management*, Vol. 15, No. 2, 1990, pp. 158 – 176.

③ London, M., Toward a theory of career motivation, *Academy of Management Reviews*, Vol. 8, No. 4, 1983, pp. 620 – 630.

④ 龙立荣等：《职业承诺的理论与测量》，《心理学动态》2000 年第 8 期。

卡森（Carson）和贝德安（Bedeian）的职业承诺观基本上源于伦敦，虽在用词上将职业洞察力改成了职业规划（career planning），但含义是一致的[1]。迈耶（Meyer）和贝克（Becker）（2004）认为，承诺与动机虽相关，但却是不同的概念，他们更倾向于将承诺看作动机的一个成分[2]。

2. 动机论测量

对于职业动机的测量，最早是由诺伊（Noe，1990）等按照伦敦（London，1983）的职业动机构想编制的职业动机问卷[3]，由职业洞察力 8 项、职业认同 5 项、职业活力 13 项共 26 个项目构成，研究者用项目与分测验的相关考察项目的区分度，发现各分测验的项目基本上与所属的分测验有最高相关，三个分测验之间的相关分别是 0.40、0.44、0.58，而信度并不是很高，为 0.76、0.64、0.74。

伦敦根据自己的职业动机理论，编制了 17 个项目的问卷，与以行为为中心的诺伊等（1990）的问卷不同的是，他将中心放在感受和态度上。因子分析的结果显示，17 个项目均分布在预设的 3 个因子上，解释了 48% 的变异，三个维度的信度均高于 0.80，但是三个维度的相关系数在 0.43—0.52 之间，仍然偏高。在这个研究的基础上，他们重新取样进行研究，以期获得关于问卷结构、重测信度的支持证据，因子分析得到了四个因子，其中职业认同包含两个因子，分别是工作认同和组织认同，不同因子间的相关仍然过高。[4]

卡森和贝德安（1994）[5] 根据伦敦（1983）对职业承诺的定义，将职业承诺看成是三维度结构，即职业认同、职业规划和职业活力。职业认同是指对职业紧密的情感联系；职业规划确定了个人的发展需要并设定了职业目标；职业活力指在困难面前不退让。基于前期研究和文献回顾形成了包含 87 项目的项目池，通过专家判断等方法，按该结构编制了 36 项目的

① Carson, K. D., Bedeian, A. G., Career commitment: Construction of a measure and examination of its psychometric properties, *Journal of Vocational Behavior*, Vol. 44, No. 3, 1994, pp. 237 – 262.

② Meyer, J. P., Becker, T. E., Vandenberghe, C., Employee commitment and motivation: a conceptual analysis and integrative model, *Journal of Applied Psychology*, Vol. 89, No. 6, 2004, p. 991.

③ Noe, R. A., Noe, A. W., Bachuber J. A., An investigation of the correlates of career motivation, *Journal of Vocational Behavior*, Vol. 37, No. 3, 1990, pp. 340 – 356.

④ London, M., Relationships between career motivation, empowerment and support for career development. *Journal of Occupational and Organizational Psychology*, Vol. 66, No. 1, 1993, pp. 55 – 69.

⑤ Carson, K. D., Bedeian, A. G., Career commitment: Construction of a measure and examination of its psychometric properties, *Journal of Vocational Behavior*, Vol. 44, No. 3, 1994, pp. 237 – 262.

职业承诺问卷，对数据进行因子分析，最终确定了想测量的三个因素，每个因素含 4 个项目共 12 个项目。他们将这个问卷与迈耶等（Meyer, et al., 1984）的组织情感承诺、工作卷入问卷一起施测，结果五个因子结构清晰，项目符合构想，问卷具有较好区分效度，其构想效度也得到了证实：受教育水平与职业动机呈正相关，与组织承诺呈负相关；职业变换意向与职业认同、职业规划、职业活力呈负相关，与组织承诺也呈负相关。

（三）三维度论及测量

1. 三维度论

三维度论认为，职业承诺是由于个人对职业的认同或情感依赖、对职业或专业的投入和对社会规范的内化而导致的不愿变更职业的程度。该理论的代表人物是迈耶（Meyer）和阿伦（Allen）。

贝克（Becker, 1960）最初以组织为焦点研究员工的承诺行为，他认为员工对组织投入越多，就越不愿离开组织[1]。波特（Porter）、莫德（Mowday）及布坎南（Buchanan）则认为承诺不是在"单边投入"（即单方面的投入或经济损失）的基础上产生的，而是更多地表现为员工对组织的一种情感依赖。社会学家维纳（Wiener, 1982）[2] 认为组织承诺是由于个人对组织的责任感催生的，是一种受家庭影响、学校教育和社会群体影响而形成的内化了的行为规范。迈耶和阿伦[3]对"组织承诺"的既有研究结果进行了系统分析，在综合上述三种思想和观点的基础上，将组织承诺的结构总结为"继续承诺"、"情感承诺"和"规范承诺"，形成了组织承诺的三因素理论，该理论在组织承诺研究中获得了广泛认可。

受组织承诺研究成果的鼓舞和启示，迈耶（Meyer）等将组织承诺三因素理论扩展到职业承诺领域[4]。他们认为，职业承诺与组织承诺的结构

① Becker, H. S., Notes on the concept of commitment, *American journal of Sociology*, Vol. 66, No. 1, 1960, pp. 32 – 40.

② Wiener, Y., Commitment in organizations: A normative view, *Academy of Management Review*, Vol. 7, No. 3, 1982, pp. 418 – 428.

③ Allen, N. J., Meyer, J. P., The measurement and antecedents of affective, continuance and normative commitment, *Journal of Occupational Psychology*, Vol. 63, No. 1, 1990, pp. 1 – 18.

④ Meyer, J. P., Allen, N. J., Smith, C. A., Commitment to organizations and occupations: Extension and test of a three – component conceptualization, *Journal of Applied Psychology*, Vol. 78, No. 4, 1993, p. 538.

和内涵是一样的，只有承诺的对象不同，因此也应包含三个因素：情感承诺、继续承诺、规范承诺。其中，情感承诺是指喜欢现在的职业，认为该职业符合自己的职业理想、志趣而不愿离开现在的职业；继续承诺是指考虑到离开现在职业会导致的利益损失，或难以找到其他的理想职业而不愿离开现在的职业；规范承诺是指接受社会伦理规范而不愿离开现有的职业。简言之，就留任某职业的原因而言，情感承诺高者是因其"想要留职"；继续承诺高者是因其"需要留职"；规范承诺高者则觉得自己"应该留职"。迈耶认为，人们离开职业的理由是多方面的，多因素的模型更能全面地把握人们对职业的心理状态和解释人们转换职业的行为。

2. 三维度论测量

迈耶（1990）的职业承诺测量虽然受到组织承诺测量的启示，但测量问卷并不是简单地将"组织"一词换成"职业"一词，而是按照三个维度的理论构想重新收集筛选项目，将符合要求的项目合在一起，构成了职业承诺的三因素问卷。职业承诺预调查问卷包括30个项目，运用问卷进行调查并对收集到的数据进行因子分析，最后删除12个项目，留下18个项目，每个维度6个项目。验证性因子分析证明三因素模型拟合最好。为了证明职业承诺与组织承诺的区分效度，迈耶还将职业承诺与组织承诺问卷测量的合并数据进行了验证性因子分析，结果证实了分成两个问卷的六个分测验比把两个测验的对应部分合并的效果好。欧文（Irving）与科尔曼（Coleman）（1997）[1] 等对同一个组织不同职业的研究结果证实了迈耶等1993年的研究。斯内普（Snape）等（2003）对人力资源管理者的研究，进一步证明了三因素模型的构想[2]。其他以话务员、空中交通管理员、技术及管理员工等为研究对象的报道也从不同侧面支持了该三维度理论[3]。

---

[1] Irving, P. G., Coleman, D. F., Cooper, C. L., Further assessments of a three - component model of occupational commitment: generalizability and differences across occupations, *Journal of Applied Psychology*, Vol. 82, No. 3, 1997, pp. 444 - 452.

[2] Snape, E., Redman, T., An evaluation of a three - component model of occupational commitment: dimensionality and consequences among United Kingdom human resource management specialists. *Journal of Applied Psychology*, Vol. 88, No. 1, 2003, p. 152.

[3] Irving, P. G., Coleman, D. F., Cooper C. L., Further assessments of a three - component model of occupational commitment: generalizability and differences across occupations, *Journal of Applied Psychology*, Vol. 82, No. 3, 1997, pp. 444 - 452.

龙立荣等（2002）以 330 名教师为对象确立了教师职业承诺问卷，该问卷由 3 个维度构成，即情感承诺、规范承诺和继续承诺，三个维度的内部一致性信度均在 0.74 以上，具有良好的信效度指标[①]。龙建等（2002）用该问卷对护士进行了职业承诺调查，结果显示该问卷在护士人群中也表现出较高的信度，说明此问卷适用于护士职业[②]。

（四）四维度论与测量

1. 四维度论

四维度论是布劳在借鉴卡森（Carson）的研究基础上提出来的。卡森（1995）报告了开发职业壁垒的三维度模型[③]，他认为，职业壁垒有三个维度：累积投入（occupational investment）、感情成本（emotional cost）和有限的可换职业（limitedness of occupational alternatives）。其中，累积投入测量个体在职业上的累积投入（包括时间、金钱和培训等），这些投入一旦更换职业就损失了；感情成本测量从事一个全新的职业所需要付出的感情上的代价；可换职业测量是否缺少可换的职业选择。布劳（2003）在研究职业承诺和职业壁垒的基础上提出了职业承诺的四维结构模型[④]。他认为，迈耶三维模型中"继续承诺"不应是单维结构，各维度的判别效度也不高。他认为，较高的累积代价（如教育、训练）虽增加了变换职业的困难，但在雇主提供更多补偿等情况下仍可能发生离职；而当一个人感到职业选择受限时，则更易产生稳定的感觉，从而放弃变换职业的想法；故有必要将其划分为两个独立维度来测量。在借鉴卡森有关职业壁垒研究的基础上，布劳（2006）进一步将继续承诺分解为累积代价和选择限制，将对职业的投入和情感成本合并为累积成本，在此基础上提出了职业承诺的情感承诺、规范承诺、代价承诺和机会承诺四维模型的假设[⑤]。

① 龙立荣等：《中小学教师的职业承诺研究》，《教育研究与实验》2002 年第 4 期。

② 龙建等：《431 名护士职业承诺状况的调查分析》，《中华医院管理杂志》2002 年第 7 期。

③ Carson, K., Carson, P., Bedeian A., Development and construct validation of a career entrenchment measure, *Journal of Occupational and Organizational Psychology*, Vol. 68, No. 4, 1995, pp. 301 –320.

④ Blau, G. J., Testing for a four – dimensional structure of occupational commitment, *Journal of Occupational and Organizational Psychology*, Vol. 76, No. 4, 2003, pp. 469 –488.

⑤ Blau, G. J., Holladay, B. E., Testing the discriminant validity of a four – dimensional occupational commitment measure, *Journal of Occupational and Organizational Psychology*, Vol. 79, No. 4, 2006, pp. 691 –704.

2. 四维度论测量

布劳提出了职业承诺的情感承诺、规范承诺、代价承诺和机会承诺四维模型的假设，并开发编制了24项目、4点计分的量表。其中，情感承诺6项目，规范承诺6项目，代价承诺8项目，机会承诺4项目。通过对3个样本（230名药剂师，412名普通员工，227名MBA学生）的研究，各维度内部一致性系数均大于0.85。此外，通过验证性因子分析比较1因素、2因素、3因素、4因素和5因素模型，进一步证实了四维结构的有效性。

国内学者也开发了职业承诺的四维度测量工具。刘世瑞[①]在龙立荣编制的教师职业承诺问卷的基础上，对衡阳、长沙和永州等地区的中小学教师进行抽样，编制了中小学教师的职业承诺问卷，与龙立荣的结论有所不同的是，最后因子分析结果得出的是四维度结构，即理想价值观承诺、义务规范承诺、机会代价承诺和现实价值承诺。孔庆秀（2005）[②] 以机械工程师为样本，研究表明职业承诺有情感承诺、代价承诺、机会承诺和规范承诺四个维度，并开发了职业承诺的18项目问卷，通过测试表明该问卷具有较好的效标关联效度。刘耀中（2006）[③] 以广东电信培训中心的学员为被试对象，结合国外布劳问卷中的9条项目进行职业承诺量表编制，得出71个项目的职业承诺问卷（有1个测谎题），形成了情感承诺、继续承诺、规范承诺和理想承诺四个维度，该问卷的总体效度为0.86，分量表中除了理想承诺的α系数小于0.70，其他分量表的α系数都在0.70之上，表明该量表的结果是可靠的。王雪（2006）对企业员工职业承诺结构进行研究得出，我国企业员工的职业承诺有四个维度：理想承诺、奉献承诺、代价承诺、机会承诺[④]。梁润华（2005）用自编的问卷对电信企业员工的职业承诺进行了研究，因子分析共抽取了四个因子，分别是：情感承诺、继续承诺、规范承诺和理想承诺[⑤]。于真真（2008）发现知识型员工的职业承诺包括四个维度，即情感承诺、规范承诺、代价承诺和机会承诺。

---

① 刘世瑞：《中小学教师职业承诺问卷的编制及适用研究》，硕士学位论文，湖南师范大学心理学院，2005年。

② 孔庆秀：《中国文化背景下企业员工职业承诺结构模型的实证研究》，硕士学位论文，浙江大学，2005年。

③ 刘耀中：《电信员工职业承诺因素结构的研究》，《心理科学》2006年第4期。

④ 王雪：《企业员工职业承诺结构及相关研究》，硕士学位论文，暨南大学，2006年。

⑤ 梁润华：《电信企业员工职业承诺状况实证研究》，硕士学位论文，暨南大学，2005年。

第二节　职业承诺的前因及后果变量

一　职业承诺的前因变量

（一）人口学变量

1. 性别

欧文（Irving，1997）的研究表明，男性对职业的继续承诺高于女性[1]。我国学者龙立荣、李霞（2001）以教师为样本的研究表明，女性对职业的情感承诺显著高于男性[2]；徐富明等（2008）对中小学教师进行研究得出，女教师的情感承诺和规范承诺高于男教师，而男教师的继续承诺高于女教师[3]。于真真（2008）对知识性员工的职业承诺研究得出不同性别在职业承诺总体水平上差异不大，在规范承诺维度上，女性显著高于男性[4]。孔庆秀（2005）对中国文化背景下的企业员工进行研究得出，女性的职业承诺显著高于男性[5]。刘书屹（2012）以大连地区商业银行为例对员工进行研究，结果显示女性员工较男性员工而言具有更高的情感承诺、代价承诺、规范承诺和组织信任，同时离职倾向较低[6]。但李斐斐（2006）以知识型员工为样本的研究表明，男性对职业的情感承诺和代价承诺以及职业承诺总体的平均分均显著高于女性[7]。王雪（2008）对企业员工职业承诺的研究得出，男性的职业承诺总体上显著高于女性，尤其是

①　Irving, P. G. , Coleman, D. F. , Cooper C. L. , Further assessments of a three – component model of occupational commitment: generalizability and differences across occupations, *Journal of Applied Psychology*, Vol. 82, No. 3, 1997, pp. 444 –452.

②　李霞:《中小学教师职业承诺问卷的研制》, 硕士学位论文, 华中师范大学, 2001 年。

③　徐富明等:《中小学教师的职业承诺及其与工作满意度的关系》,《教学与管理》2005 年第 3 期。

④　于真真:《知识型员工职业承诺及其影响因素研究》, 硕士学位论文, 山东大学, 2008 年。

⑤　孔庆秀:《中国文化背景下企业员工职业承诺结构模型的实证研究》, 硕士学位论文, 浙江大学, 2005 年。

⑥　刘书屹:《员工职业承诺、组织信任与离职的关系研究》, 硕士学位论文, 东北财经大学, 2012 年。

⑦　李斐斐:《知识型员工职业承诺及影响因素模型的研究》, 硕士学位论文, 天津师范大学, 2006 年。

理想承诺和代价承诺方面表现最为明显①。可见，性别对职业承诺的差异性研究并没有形成一致的结论。

2. 年龄

Colarelli（1990）研究发现，职业承诺水平随着年龄的增加而提高，这是由于人们年龄越大，对于职业的认识越清楚，投入越多，其职业承诺的水平就越高②；阿伦等（1990）的研究表明，年龄与情感承诺和规范承诺呈显著正相关，与持续承诺不相关③。别林斯里（Billingsley）等人（1992）认为年龄和职业承诺呈显著正相关，即年龄越大则职业承诺水平就越高④。欧文（1997）的研究则表明年龄与职业承诺无关⑤。

李霞（2001）等研究得出年龄越大，职业情感承诺、规范承诺和继续承诺得分越高；龙建等（2002）通过对护士的调查得出护士年龄越大，规范承诺越高；于真真（2008）的研究表明在职业承诺总体水平上，年龄越大，职业承诺越高，40 岁以下各年龄组显著低于 40 岁及以上年龄组；李斐斐（2006）的研究发现知识型员工的年龄越高，规范承诺、代价承诺和职业承诺的总体水平越高。罗亚莉等（2006）的研究表明情感承诺随年龄降低，代价承诺呈现两头低、中间高的情况；规范承诺则是两头高、中间低⑥。

3. 受教育程度

关于受教育程度对职业承诺的影响，国内外学者一直存在较大的争议，有待于进一步的研究。斯蒂芬（Stephen，1990）的研究表明，受教育年限越多，学历越高，其职业承诺水平越高。欧文（1997）的研究则

① 王雪：《企业员工职业承诺结构及相关研究》，硕士学位论文，暨南大学，2006 年。

② Colarelli, S. M., Bishop, R. C., Career commitment functions, correlates, and management, *Group & Organization Management*, Vol. 15, No. 2, 1990, pp. 158 – 176.

③ Allen, N. J., Meyer, J. P., The measurement and antecedents of affective, continuance and normative commitment to the organization, *Journal of Occupational Psychology*, Vol. 63, No. 1, 1990, pp. 1 – 18.

④ Billingsley, B. S., Cross, L. H., Predictors of commitment, job satisfaction, and intent to stay in teaching: A comparison of general and special educators, *The Journal of Special Education*, Vol. 25, No. 4, 1992, pp. 453 – 471.

⑤ Irving, P. G., Coleman, D. F., Cooper, C. L., Further assessments of a three – component model of occupational commitment: generalizability and differences across occupations, *Journal of Applied Psychology*, Vol. 82, No. 3, 1997, pp. 444 – 452.

⑥ 罗亚莉等：《教师职业承诺及其与主观幸福感的相关研究》，《江西教育科研》2006 年第 11 期。

表明学历与职业承诺无关。王（2004）对澳大利亚的项目管理者的研究结果表明具有研究生学历的项目管理者职业承诺显著高于没有此学历的管理者①。孔庆秀（2005）的研究也表明，学历对职业承诺有显著影响，学历越高，职业承诺水平越高②。于真真（2008）的研究同样得出学历越高，职业承诺总体水平越高，但是在职业承诺的不同维度上结果有差异。李欢（2012）对上海市公办早教机构兼职教师职业承诺现状进行分析发现，大专及以下教师的职业承诺总体水平显著低于本科学历教师的承诺水平③。

但有不少研究得出了相反结论。莫里斯（Morris，1981）的研究表明，受教育程度越高，职业承诺水平就越低④。李霞（2001）的研究也发现学历越高，职业承诺的各维度得分均越低。龙建、龙立荣等（2002）的研究显示学历越高，情感承诺越低。徐富明等（2005）的研究显示，中专学历教师的情感承诺和规范承诺均高于大学学历的教师。王婷婷（2008）对护士职业承诺差异的研究发现，随着学历的增高，职业承诺随之降低⑤。

4. 婚姻状况

于真真（2008）的研究显示，在代价承诺维度上以及职业承诺的总体水平上，已婚个体显著高于未婚个体。李斐斐（2006）的研究同样显示已婚者对职业的代价承诺显著高于未婚者。刘耀中（2006）对电信员工的研究得出相同结论。张瑞等（2012）对100名护士进行研究，结果显示未婚护士的职业承诺程度和职业压力水平均低于已婚护士⑥。王君壁

---

① Wang, X., Armstrong, A., An empirical study of PM professionals' commitment to their profession and employing organizations, *International Journal of Project Management*, Vol. 22, No. 5, 2004, pp. 377 – 386.

② 孔庆秀：《中国文化背景下企业员工职业承诺结构模型的实证研究》，硕士学位论文，浙江大学，2005 年。

③ 李欢：《上海市公办早教机构兼职教师职业承诺现状分析》，硕士学位论文，华东师范大学，2012 年。

④ Morris, J. H., Sherman, J. D., Generalizability of an organizational commitment model, *Academy of Management Journal*, Vol. 24, No. 3, 1981, pp. 512 – 526.

⑤ 王婷婷：《护士职业承诺量表的编制及其相关研究》，硕士学位论文，河北师范大学，2008 年。

⑥ 张瑞等：《护士职业承诺与职业压力的相关研究》，《中国健康心理学杂志》2012 年第 4 期。

（2007）以通信行业员工为例进行职业承诺研究得出未婚员工的职业承诺各维度均比已婚员工高，分析原因可能是未婚员工较为年轻，没有承担家庭责任[①]。

（二）人格特征

在人格特征变量中，职业承诺与控制点之间的关系受到研究者关注。控制点属人格心理学概念，是指个体相信能够主宰自己命运的程度，可分为内控和外控。内控者认为，影响其职业的一些事件是受自身控制的，而外控者则认为这些影响因素主要由别人造成[②]。

布劳（1985）的研究得出，内控的护士职业承诺水平较高。欧文等（1997）的研究显示，控制点与职业承诺中的情感承诺呈负相关，与持续承诺呈正相关。在李（2000）的研究中，控制点与职业承诺（情感承诺）呈中度相关，外控点的个体比内控点的个体职业承诺水平低。于真真（2008）对知识性员工的研究表明控制点与情感承诺正相关（内控型的情感承诺高于外控型），与机会承诺负相关（外控型的机会承诺高于内控型）。孔庆秀（2005）对企业员工的职业承诺研究也发现，高自我效能感的个体更倾向认为自己有可供选择的其他职业。

（三）环境因素

社会环境支持是环境因素之一，沃尔夫冈（Wolfgang, 1995）的研究结果表明，药剂师的职业承诺水平与同事社会支持呈正相关[③]。吉福德（Giffords, 2003）[④]对公立、非营利及私立3种类型组织员工的调查显示，其职业承诺均与组织支持有关，且公立组织的员工承诺较低。迈耶和阿伦等研究发现，满意感、工作的挑战性等会影响职业承诺中的情感

---

① 王君壁：《员工职业承诺状况实证研究》，硕士学位论文，重庆大学，2007年。

② Ng, T. W., Sorensen, K. L., Eby, L. T., Locus of control at work: a meta – analysis, *Journal of Organizational Behavior*, Vol. 27, No. 8, 2006, pp. 1057 – 1087.

③ Wolfgang, A. P., Job stress, coworker social support, and career commitment: A comparison of female and male pharmacists, *Journal of Social Behavior & Personality*, Vol. 10, No. 6, 1995, pp. 149 – 160..

④ Giffords E. D., An examination of organizational and professional commitment among public, not – for – profit, and proprietary social service employees, *Administration in Social Work*, Vol. 27, No. 3, 2003, pp. 5 – 23.

承诺①。孔庆秀（2005）的研究结果显示，上司支持与职业承诺的规范承诺呈显著正相关。于真真的研究也表明上司支持与职业承诺的情感承诺、规范承诺以及职业承诺总体均显著正相关。王亚平（2012）在对建筑工程管理人员的研究中，发现社会支持对职业承诺有显著的正向预测作用②。

国内学者研究证明职业承诺与工作地点有关，龙立荣、李霞对教师的研究表明职业承诺与工作地点显著相关，位于中型城市的教师继续承诺最高，位于大城市的代价承诺最低。刘世瑞（2005）对中小学教师的研究结果显示农村教师显著低于县城、地级城市和省城教师，初中教师职业承诺要低于其他层次学校教师③。

研究者还认为，环境因素应包括文化因素。迈耶等的元分析表明，北美与非北美地区员工比较，其职业承诺各维度与其他变量间的相关程度存在显著差异④。乔治（George）的研究证明，更多的黑人教练打算离开本职业，较白人教练他们的职业情感承诺更低、离职倾向更高⑤。可见文化因素（包括种族、地域差别等）也是影响职业承诺的一个方面。

二　职业承诺的后果变量

职业承诺的后果变量主要表现在人们的心理行为上，包括积极变量如职业满意度、组织承诺、工作投入、工作绩效等；消极变量如职业倦怠、离职意向等方面。

（一）积极变量

1. 职业承诺与工作满意度的关系

迈耶等（1993）和欧文等（1997）的研究结果显示，情感承诺、规

① Meyer, J. P., Allen, N. J., Smith, C. A., Commitment to organizations and occupations: extension and test of a three-component model, *Journal of Applied Psychology*, Vol. 78, No. 4, 1993, p. 528.

② 王亚平：《建筑工程管理人员的社会支持、个体应对方式、工作家庭冲突与职业承诺的关系研究》，硕士学位论文，西南财经大学，2012年。

③ 刘世瑞：《中小学教师职业承诺问卷的编制及适用研究》，硕士学位论文，湖南师范大学心理学院，2005年。

④ Allen, N. J., Meyer, J. P., The measurement and antecedents of affective, continuance and normative commitment to the organization, *Journal of Occupational Psychology*, Vol. 63, No. 1, 1990, pp. 1 – 18.

⑤ Cunningham, G. B., Sagas, M., Ashley, F. B., Occupational commitment and intest to leave the coaching profession differences according to race, *International Review for the Sociology of Sport*, Vol. 36, No. 2, 2001, pp. 131 – 148.

范承诺与工作满意度呈显著正相关，而继续承诺与工作满意度呈较弱的负相关。李（2000）的元分析也表明工作满意度与职业承诺呈正相关。

龙建、龙立荣等（2002）对护士群体职业承诺的研究结果显示情感承诺、规范承诺与工作满意度呈显著正相关，代价承诺与职业承诺呈低度相关。徐福明、朱从书（2005）以中小学教师为研究对象探讨职业承诺与工作满意度的关系，结果显示情感承诺、规范承诺、继续承诺与工作满意度均有显著相关，相关系数分别为：0.70、0.64、 -0.14。王君璧等（2007）以通信行业为例对员工职业承诺状况进行实证研究得出，情感承诺对工作满意度有显著预测力，规范承诺、继续承诺和理想承诺对工作满意度均没有预测力。唐汉瑛等（2008）对医生职业承诺水平进行实证统计分析，结果显示职业承诺对工作满意度具有显著的正向预测作用[①]。李娜（2013）对长春市三级甲等医院临床护士进行研究，结果显示临床护士工作环境满意度各维度与职业承诺（除机会承诺）存在显著正相关[②]。

2. 职业承诺与工作投入的关系

李（2000）对职业承诺与个人变量及工作变量之间进行元分析，结果显示职业承诺与工作卷入呈正相关[③]。古利特和辛格（Goulet & Singh，2002）分析发现，员工对工作的态度和对工作的投入程度是职业承诺有效的预测变量，可以决定职业承诺的水平。[④]

3. 职业承诺与组织承诺的关系

组织承诺指组织成员对该组织的承诺；职业承诺指个人出于对某个职业的喜爱与认同而愿意从事该职业并甘愿付出时间与精力的程度，二者具有密切的关系。伦敦（London）指出组织承诺是解释职业承诺的重要个体变量，Aryee 等对 510 名教师和护士进行调查，也发现二者之间正相

① 唐汉瑛：《临床医生工作满意度的相关研究及职业承诺的调节作用》，《中国临床心理学杂志》2008 年第 1 期。

② 李娜：《长春市三级甲等医院临床护士职业承诺现状调查及影响因素分析》，硕士学位论文，吉林大学，2013 年。

③ Lee, K., Carswell, J. J., Allen, N. J., A meta - analytic review of occupational commitment: relations with person - and work - related variables, *Journal of Applied Psychology*, Vol. 85, No. 5, 2000, p. 799.

④ Goulet, L. R., Singh, P., Career commitment: a reexamination and an extension, *Journal of Vocational Behavior*, Vol. 61, No. 1, 2002, pp. 73 - 91.

关①。迈耶等人（Meyer, et al., 1993）的研究中指出，职业继续承诺和组织继续承诺之间存在显著正相关，因为如果员工想继续留在一个组织，就会对职业进行不断的投入。李等（2000）对职业承诺进行元分析发现职业承诺与组织情感承诺存在显著相关（$r = 0.45$），与组织继续承诺存在弱的负相关（$r = -0.09$），与组织规范承诺存在中度相关（$r = 0.34$）②。

李霞（2001）的研究发现，情感承诺、继续承诺、规范承诺对组织承诺有显著的积极影响。王君璧等（2007）的研究结果显示，情感承诺、规范承诺对组织承诺均有显著预测力，继续承诺和理想承诺对组织承诺则没有显著预测力。李永华等③（2007）和唐琳琳等④（2008）的调查也表明职业承诺和组织承诺之间存在显著的正相关。

4. 职业承诺与工作绩效的关系

多维职业承诺测量中，各维度与工作绩效的关系并不一致。迈耶和阿伦（1997）的研究发现，情感承诺促进工作绩效，继续承诺与工作绩效之间则是负相关关系⑤。Mrayyan 和 AL – Faouri（2008）对约旦 640 名护士进行实证研究，结果显示护士的职业承诺对其工作绩效有正向的显著影响⑥。龙建等（2002）对护士群体职业承诺的研究发现，规范承诺与工作绩效有显著相关（$r = 0.29$），代价承诺、情感承诺与工作绩效无显著相关。

（二）消极变量

1. 职业承诺与职业倦怠的关系

马克斯（Marks, 1977）认为较高的承诺能主观上增加对能量水平的

① Aryee, S., Tan, K., Antecedents and outcomes of career commitment, *Journal of Vocational Behavior*, Vol. 40, No. 3, 1992, pp. 288 – 305.

② Lee, K., Carswell, J. J., Allen, N. J., A meta – analytic review of occupational commitment: relations with person – and work – related variables, *Journal of Applied Psychology*, Vol. 85, No. 5, 2000, p. 799.

③ 李永华等：《职业承诺、组织承诺与员工满意度的实证研究——以项目经理为例》，《生产力研究》2007 年第 16 期。

④ 唐琳琳等：《多层次承诺影响技术员工离职意向的比较研究》，《人类工效学》2008 年第 1 期。

⑤ Meyer, J. P., Allen, N. J., *Commitment in the workplace: Theory, Research, and Application*, Sage, 1997.

⑥ Mrayyan, M. T., AL – Faouri, I., Predictors of career commitment and job performance of Jordanian nurses, *Journal of Nursing Management*, Vol. 16, No. 3, 2008, pp. 246 – 256.

感知和时间的有效利用，从而降低对倦怠的感知①。连榕（2004）对新手—熟手—专家型教师职业承诺与职业倦怠的研究发现，职业倦怠的三因素（缺乏成就感、去人性化和情绪衰竭）是教师职业承诺的有效预测变量。刘世瑞（2007）对中小学教师的研究结果也表明，职业承诺与职业倦怠之间存在显著的负相关。张豹等（2008）在关于幼儿园教师的研究中发现，情感承诺与职业倦怠呈显著负相关，情感承诺可以预测职业倦怠的所有维度（情感衰竭、人格解体、低效能感）②。张珊明等（2009）探讨教师职业承诺和职业倦怠的关系得出，感情承诺、继续承诺、规范承诺对教师职业倦怠及其各因子有较好的预测作用③。

2. 职业承诺与离职意向的关系

离职意向是员工在特定组织工作一段时间后，经过一番考虑，蓄意离开组织的意图。离职的三个主要原因是职业认同性、职业适应性和薪水。

布劳（1985）以护士为对象进行研究，结果显示职业承诺与变换职业意向呈显著负相关。Igharia 和格林豪斯（Greenhaus，1992）对组织承诺进行元分析发现，工作满意度和组织承诺对离职意向具有最直接的决定因素，而其他变量大多是通过这两个变量对离职意向起作用的④。布莱尔利（Brierley，1996）的研究发现，职业承诺和组织承诺分别对离职倾向和离组织倾向具有针对性预测作用⑤。Chang（1999）通过层级回归方程分析发现，职业承诺与组织情感承诺的交互作用与离职有显著负相关，职业承诺成为组织情感承诺与离职意向关系中的调节变量⑥。李等人（Lee，et al.，2000）对职业承诺进行元分析得出，职业承诺与离职意向有显著负相关，相关系数为 -0.62，并且认为职业承诺是预测离职的最重要变

① Marks, S. R., Multiple roles and role strain: Some notes on human energy, time and commitment, *American Sociological Review*, 1977, pp. 921 - 936.

② 张豹等:《幼儿教师压力、职业承诺与职业倦怠及躯体化症状的关系》,《中国健康心理学杂志》2008 年第 7 期。

③ 张珊明等:《高校教师职业承诺和职业倦怠的关系研究》,《继续教育研究》2009 年第 11 期。

④ Igbaria, M., Greenhaus, J. H., Determinants of MIS employees's turnover intentions: a structural equation model, *Communications of the ACM*, Vol. 35, No. 2, 1992, pp. 34 - 49.

⑤ Brierley, J. A., The measurement of organizational commitment and professional commitment, *The Journal of Social Psychology*, Vol. 136, No. 2, 1996, pp. 265 - 267.

⑥ Chang, E., Career Commitment as a complex moderator of organizational commitment and turnover intention, *Human Relations*, Vol. 52, No. 10, 1999, pp. 1257 - 1278.

量，变换职业意向是职业承诺与变换单位意向的中间变量。波特等人发现，组织承诺是离职意向的良好预测指标，员工的组织承诺越高，离职意向越低，反之离职意向越高。斯内普（Snape，2003）的研究结果显示，情感承诺与变换职业倾向负相关，规范承诺与变换职业倾向无显著相关，继续承诺与变换职业倾向负相关[①]。

龙建（2002）等对护士职业承诺进行分析结果显示，规范承诺对离单位意愿呈显著负相关，代价承诺和情感承诺对离职意愿呈显著负相关，代价承诺与离单位意愿无显著相关。王雪（2006）对企业员工职业承诺的研究中得出职业承诺能够很好地预测离职意向，两者之间的关系呈负相关，但相关系数只有 - 0.2，相对较低，可能是因为职业承诺与离职意向的关系受到了更多其他因素的影响，且在职业承诺各个维度与离职意向之间存在调节变量[②]。裴艳（2007）在对护士职业承诺以及离职影响因素的研究中得出，护士个体的职业承诺可独立地预测其离职倾向，即通过提高职业承诺可直接降低护士离职倾向，并不需要以显著降低其工作压力为前提[③]。孔庆秀（2005）的研究得出相同结论，变换职业意向能够有效地解释职业承诺和变换单位意向之间的关系。

第三节　对职业承诺研究的评论和启示

一　对职业承诺已有研究的总结

文献回顾发现，目前关于职业承诺的研究大致可以分成三种类型：一是方法论上的拓展，这方面的文献主要专注于设计工具性的技术来测量与职业承诺相关联的各种概念，其中也包括对概念本身的科学定义；二是理论假设的检验，该研究类别侧重于探索影响职业承诺的主要影响因素以及这些因素的影响程度、方向和机制，同时对职业承诺与其他职业心理和行

---

① Snape, E., Redman, T., An evaluation of a three - component model of occupational commitment: dimensionality and consequences among United Kingdom human resource management specialists, *Journal of Applied Psychology*, Vol. 88, No. 1, 2003, p. 152.

② 王雪：《企业员工职业承诺结构及相关研究》，硕士学位论文，暨南大学，2006 年。

③ 裴艳：《护士职业承诺水平及离职影响因素研究》，硕士学位论文，第二军医大学，2007 年。

为变量（如组织承诺、工作满意度、工作投入、职业倦怠、离职倾向、职业转换行为等）的关系及其作用机制进行探讨；三是综述类的文章，其学术目标在于评论和总结前面两种类别的研究成果，特别是指出职业承诺文献在定义、测量以及理论解释等方面存在的问题，为后续研究确立新的起点和方向。

二　既有研究的不足与本书的目标

综观已有的职业承诺研究，国内外学者对职业承诺的含义、结构维度、测量及与相关变量的关系进行了研究，这些研究成果充满着理论原创的光芒，给我们的研究提供了很多有价值的启示。但在看到其中蕴含的洞察力的同时，研究不足也值得关注。

（一）缺乏对医生群体职业承诺的研究关注

不同职业间的从业者资质要求、工作特征、从业环境差异巨大，因此不同职业人群的职业承诺其现状水平、影响因素、作用机制均有可能有所不同。国内外职业承诺仅有二十多年的时间，多数研究集中于教师和护士群体，还有部分研究以企业员工、经理人、图书馆工作人员、警察等职业人群等为研究对象，并未检索到针对医生群体的大样本职业承诺系统研究。我国公立医院医生是医疗服务的主要提供者，在新医改背景下，他们又是推动新医改向纵深发展不可或缺的力量，系统研究公立医院医生的职业承诺具有重要的理论价值和现实意义。现有研究中尚未发现对医生群体职业承诺的大样本调查，难以准确把握公立医院医生职业承诺的现状。

（二）职业承诺概念和维度结构不统一

对于职业承诺概念的界定及维度的划分，现在国内外存在单维度论、动机论、三维度论、四维度论等多种观点。三维度论受到较多的认可，但研究也发现该理论下的三个维度和其他变量的相关不一致的问题。概念和测量缺乏一致性结论，使得来自不同群体、不同文化背景的丰富研究结果难以比较和整合，也对探索职业承诺的形成机制带来了障碍。三维度论和四维度论的测量工具还存在结构项目烦冗、与其他职业心理行为变量存在不同程度重叠的问题。最重要的是，职业承诺研究者使用的主流测量工具——三维度量表是效仿组织承诺三维度量表形成的。但是这两种"承诺"的对象不同，前者是雇主，后者则是职业，对雇主的忠诚与对职业的热爱不能完全等同，因此，职业承诺的测量简单套用组织承诺的测量结构并不恰当。

（三）缺乏适合中国文化的、简洁适用的医生职业承诺概念和测量工具

国内职业承诺研究起步较晚，至今不过十年的时间，对职业承诺的各方面研究尚没有形成相对一致性的认识。多数研究直接使用国外的测量工具，少部分研究则在修订国外研究基础上加以利用，还有研究者根据国外的职业承诺三维、四维理论开发了相应的测量工具。职业承诺体现了人们对职业的态度和情感，其形成与发展受到经济社会环境、价值观念和社会心理因素的多重影响，考虑到中国的社会发展状况、文化价值理念、社会规范与国外的差异，国外研究结论并不能简单地外推至中国职业人群。医生职业的特殊性又决定了国内以企业员工为基础开发出的职业承诺量表不能适用医生职业承诺研究，开发本土化、时代性的公立医院医生职业承诺量表十分必要。

（四）对职业承诺前因变量及其作用机制缺乏系统研究

现有实证研究局限于职业承诺与某个变量的关系进行假设和验证，有大量研究结论证明了职业承诺与人口学变量、人格变量、工作环境变量的关系，以及职业承诺与其他职业态度变量的关系，但这些研究结果只能说明职业承诺与相关变量之间具有统计学意义上的数量关系，并不能阐明职业承诺与前因变量间关系的作用机制，更不能从理论上系统阐明职业承诺的形成过程和关键因素。因此，探讨职业承诺前因变量的影响机制，构建针对医生群体的职业承诺影响效应整合模型也是未来研究的方向之一。

第三章　理论拓展与假设提出

第一节　理论基础

　　理论基础是研究的理论出发点和解释问题的工具。社会学在很大程度上关注个体的社会发展，其研究议题之一就是研究个体如何通过参与群体生活获得社会性发展，因此社会学可以作为职业心态研究的理论源泉。

　　从社会学角度看，职业既是人与社会群体之间的交换过程，也是个体在群体中完成其社会角色的社会成长过程。职业是随着社会分工而出现的，并随着社会分工的稳定发展而构成人们赖以生存的不同工作方式。社会学家柯林斯（Collins）认为，在所有的社会中，人们都会追求财富、权力和声望，人生中有三个重要的领域获得这些资源，第一个是人们的职业，第二个是人们生活的社区，第三个是政治领域①。职业可被视为社会交换的过程：人们选择某种职业，并付出时间和精力学习该职业所需的知识和技能，在工作中遵守职业规范和标准，为社会创造物质财富和精神财富，同时获取合理报酬作为物质生活来源，并满足自己的精神需求。同时职业也是个体社会成长的过程：个体从入职到退出，个体在经历不同职业发展阶段的同时，也经历了在群体生活中的社会性发展过程。在这个交换与成长的历程中，个体之间、个体与群体及社会之间时刻进行着资源的交换和内心想法、情感和行为的互动，并按照一定的规范完成自己的职业角色。

　　职业过程的交换性和互动性启示我们，在丰富的社会学理论体系中，

---

① Collins, R., Annett, J., *Conflict sociology*: *Toward an explanatory science*, New York: Academic Press, 1975, pp. 79 – 87.

"社会交换理论"和"符号互动论"的某些理论可以为我们理解和预测人们的职业心态提供丰富的理论想象力，而中国社会学研究的洞见可以帮助我们更好地理解中国情境下人们的职业心态。

一 社会交换理论

社会交换理论是理性选择理论的一个主要分支。理性选择理论假设人们是理性的，他们将自己的行为建立在这样的基础之上：哪种手段对实现他们目标而言是最有效的。在资源相对稀缺的社会环境下，这意味着要不断权衡可选择手段和目标之间的关系并从中进行选择，这就是所谓的理性选择①。理性选择研究方法首先通过"交换理论"进入人们的视野。交换理论家认为：社会互动本质上是一种对有形或无形的物品或服务进行交换的过程。人们之间的所有契约都依赖于将付出和收获进行均衡的计划，人们权衡选择行为所涉及的成本和收益并选取最有吸引力的方案后才会选择是否参与某个交换活动。理性选择理论（包括交换行为）不仅对小群体行为研究取得了成功，而且在社会结构问题，尤其在群体规则、信任的发展和延续研究中得到广泛运用。

乔治·卡斯珀尔·霍曼斯（George Caspar Homans）、彼得·布劳（Peter Blau）和詹姆斯·科尔曼（James Coleman）是理性选择理论的代表人物。

（一）霍曼斯的"基本社会行为"命题

霍曼斯认为，可以运用个体心理和动机的基本命题去解释基本社会行为，并提出人类行为的五个原理②：

1. 成功命题：对于人们财务的所有行动，某人的特定行动越是经常受到奖励，则此人越可能采取某行动；

2. 刺激命题：加入过去某一特定的刺激或刺激集合的出现一起伴随着对某人的奖励，那么现在的刺激越是与过去的刺激相似，此人现在越可能采取某行动或类似的行动；

3. 价值命题：某人行动的结果对他越是有价值，则他越有可能采取该行动；

4. 剥夺—满足命题：某人在近期越是经常得到某一特定报酬，该报

---

① 华莱士等：《当代社会学理论：对古典理论的扩展》，刘少杰译，中国人民大学出版社2008年版，第270页。

② 同上书，第280页。

酬的任何追加单位对他来说越没有价值；

5. 攻击—赞同命题：当某人的行动没有得到他所期望的报酬或受到意料之外的惩罚，他将被激怒并越有可能采取攻击行为，这一行为的结果对他来说越有价值；当某人的行动获得期望的报酬，尤其是大于预期的报酬，或者没有受到意料之中的惩罚，那么他就会高兴并越有可能采取赞同行为，该行为的结果对他而言就变得越有价值。

前三个原理说明人类是理性的：人们重复着有报酬的行动，对于这些报酬相关的刺激做出回应，并根据人们赋予事物的价值开展行动；第四个原理阐述了交换关系如何形成并得以维持；第五个原理指出了社会交换中的规范和道德问题。霍曼斯据此提出了所有社会都适用的分配公正的实际规则：人们真正所关心的是"报酬应该与投入的资金和做出的贡献成正比"。

（二）布劳的社会交换理论

布劳认为交换是多数社会行为的特征，与经济交换相比，社会交换有两个功能：一是建立维持友谊的纽带，二是确立超过别人的优等地位。社会交换通过构建信任、鼓励差别、强迫对群体规则的遵守和发展集体观念促进社会整合。

布劳认为，只有社会交换才能引起个人的义务感、信任感和感激之情，经济交换则不能。同时，社会交换过程通过重复性和缓慢扩张性的特征，从而在社会关系中建立起人们之间的信任关系，并能促进社会群体的整合。

社会交换过程包含重要的社会规则——互惠规则，为了获得来自交换另一方的回报，交换乙方必须向对方支付报酬。在社会交换中可以充当社会报酬的资源包括报答行为、社会承认、各种工具性服务以及社会赞同等。[①]

与经济交换不同的是，不能对社会交换中的回报进行讨价还价，而且社会交换中存在着未加规定的义务和信任[②]。社会交换中引起的义务不平衡造成了权力的差异，未做回报的、反复发生的利益迫使接受者服从提供

---

① 彼得·布劳：《社会生活中的交换与权力》，李国武译，商务印书馆2012年版，第167页。

② 同上书，第159页。

者的要求，因此赋予了后者支配前者的权力①。

人们的期望支配着他们在社会生活中的满足，因此支配着他们对社会经历的反应。根据期望，相同的成就可以被一些人体验为一种令人满意的成功，也可能被另一些人体验为令人沮丧的失败。达到最低期望具有重要意义，但随着更高期望和抱负水平被达到，既定报酬数量的增加遵循边际效应递减规律。除了一般期望，个体也有对特殊伙伴的特殊期望，一个人对各种伙伴的特殊期望各不相同，取决于他为他们提供社会报酬的资格和倾向的印象。人们的期望受到过去成就的影响，而且受到那些构成他们重要参照群体的其他人的成就的影响，以及受到群体的共享经验、社会中的共同价值观和规范的影响。②

布劳认为，在复杂社会结构中的大部分成员不存在直接的社会互动，在超出直接社会接触的间接交换中，价值共识和社会规范是起媒介作用的连接物。

布劳对专业服务中交换模式的论述具有启发意义。他认为，在专业服务中，集体之间、集体与个体的交换模式更为复杂，它取代了被规范所禁止的个体之间的直接交易。人们期望专业人员在他们的工作中只受工作行为专业标准的支配，不受与顾客交换的考虑支配。尽管专业人员为生计依赖于顾客支付的酬金，但专业人员的伦理规范要求他们不能让这个事实影响他们的决策，还要求这些交易不影响向顾客提供专业服务的社会互动。专业人员必须克制自己不要从事与顾客的互惠性的社会交换，以免他的决定受到交换的影响，而不是按照职业标准做出最好的判断。

一般而言，专业人员主要期望取得同事们的社会赞同和尊敬，而不是顾客的社会赞同，否则将丧失专业的超然性。专门职业超然性的基本成分是没有与顾客的直接交换关系，但医疗执业者要由顾客支付其酬金，这种经济交换关系产生某种义务，这些义务使坚持专业标准不考虑顾客要求变得很困难。解决的办法是用间接的交换链取代基于互惠考虑的直接社会交易③。

---

① 彼得·布劳：《社会生活中的交换与权力》，李国武译，商务印书馆2012年版，第221页。

② 同上书，第255页。

③ 同上书，第378—380页。

（三）科尔曼的信任理论

科尔曼关于信任形成的研究结论具有启示意义。他的研究发现，长期交易中，那些在一次交易中食言的人将发现别人的不信任成了自己提高声望的障碍，因此他们将在下次交易中让利以重新换取别人的信任，这样做的出发点是理性（即以自我利益为中心）。科尔曼认为，合作性行为的出现是由于交易方被卷入了长期的人际关系中。他强调信任在人们互动中的重要作用，信任关系在双方不断重复进行的交易中产生，并随着时间的推移而增强。科尔曼详细分析了"中介人"（其角色可能是顾问、保证人或承办人）在构建信任系统中的重要作用，在现代社会，中介人通常是法人行动者，例如政府机构或企业。科尔曼还分析了信任的强化和弱化导致的后果：信任强化可以增加受托人从事某种活动的可能性，而信任下降则导致相反的结果；受托人获得成功的能力有赖于他得到多大程度的信任；对一些精英信任程度的普遍下降，将促使人们信任另一些精英人物。[①]

二　符号互动论

"符号"是社会心理学的一个重要术语，意指在同一群体中人们所共同使用的一套符号以及对符号的理解。符号互动论者假定，个体成长环境中的关键因素是在他们周围引导个体行为的各种符号和理解。符号互动论关注个体的内心想法、情感与个体的社会行为之间的互动，主要针对小范围内人际关系分析，即小群体分析。符号互动论也十分关注个体做出决定、形成观点的过程。[②]

在符号互动论中，个体被看成是自身行为的积极建构者，他们解释、评价、界定、设计自己的行动，而不是被外部力量影响的消极的接受者。

符号互动论认为，形式互动发生在特定的相关环境中，这与功能主义者的观点形成鲜明的对比，后者强调规则意味着大多数互动是提前规定好的。符号互动论者承认社会规则的影响，但他们关注的并不是普遍行为和规章制度的建立问题，而是对于个体的特殊行为和行为的充分解释。[③]

乔治·赫伯特·米德（George Herbert Mead）、赫伯特·布鲁默

---

① 詹姆斯·科尔曼：《社会理论的基础》（上、下），邓方译，社会科学文献出版社1999年版，第204—219页。

② 华莱士等：《当代社会学理论：对古典理论的扩展》，刘少杰译，中国人民大学出版社2008年版，第171页。

③ 同上书，第178页。

（Herbert Blumer）和欧文·戈夫曼（Erving Goffman）在符号互动理论的发展历程中做出了重要贡献。

（一）米德的自我互动论

米德的"自我"观点是符号互动论的核心。他认为，"自我"由两个方面构成：具有主动性的"主我"和受影响的"宾我"。他将自我视为一个行动有机体，可以根据自己所处的情境采取行动。也就是说，他人的态度构成有组织的"宾我"，而后个体以"主我"对其做出回应，人有能力通过自我互动机制去建构和指导自己的行为。①

米德认为自我互动是内在交流和角色承担的基础。内在交流是每个人借以"承担他人角色"的过程，即每个人想象他人的态度并在他人身上唤起这种态度，因此是人们思考问题、组织行动的方式。

（二）布鲁默：符号互动论的三个基本假设②

布鲁默反对机械的刺激—反应理论将人的行动视为机械式的反应，而是在刺激与反应之间加入了一个至关重要的中介：诠释，使其变成了刺激—诠释—反应模型，并将"自我预示"（self - indication）过程视为诠释的基础：个体指出自身受到的某种刺激，然后在符号的基础上解释这种刺激的出现。但来自不同社会的人们希望相互理解和交流时，诠释的过程将会是一个不确定的、困难的过程，因为他们对符号、举止的理解是不同的。

在详细说明诠释的基础上，布鲁默提出，人类互动的方式源于个体赋予情境以意义的能力，并以三个基本假设进行说明：

1. 人类对事物的行动是建立在这些事物赋予行动以意义的基础之上的；

2. 事物的意义起因于某人与伙伴的社会性互动；

3. 人们在处理遇到的事物时，在诠释过程中可以掌握并修订事物的意义。

（三）戈夫曼的戏剧理论

作为符号互动论的第三代代表人物，欧文·戈夫曼关注人与人之间面对面的符号互动。他的"戏剧理论"关注的是日常生活中人们如何运用

---

① 华莱士等：《当代社会学理论：对古典理论的扩展》，刘少杰译，中国人民大学出版社2008 年版，第182—185 页。

② 同上书，第189 页。

符号预先设计或展示在他人面前的形象，即如何利用符号进行表演，并使表演取得良好效果。戈夫曼提出了"印象管理"概念，这是个体引导和控制他人形成对他或她的印象的方式。他把真实世界里的普通男女视为扮演自己角色的演员，将日常生活分为"前台"和"后台"。在前台，个体按照一种一般性的固定方式进行表演，为观众规定特定场景的舞台部分，也就是进行"印象管理"工作；后台不需要人们进行印象管理，而是练习印象管理技能、对观众关闭和隐藏的地方。①

"角色距离"是戈夫曼戏剧理论的另一个重要概念。他认为人的角色形象往往并不是自己创造的，而是地位赋予的，人们往往按照地位的要求扮演角色，每一个个体都可以扮演几个角色，同时也就有几个自我，因此可能出现自我的"角色冲突"。当个体对自己的角色不满意时，就会对自己扮演的角色表现出某种轻视的分离行为，即表现出"角色距离"，这种角色距离表现出反认同作用，即个体与自己的地位相脱离的倾向。②

三 中国式社会学、心理学理论

关于中国人与中国社会的研究，是社会科学中国化与本土化的重要成果，为本书理解中国情境下的医生职业心态提供了洞见。

（一）中国社会结构与治理

在中国，单位是国家对社会进行直接行政管理的组织手段和基本环节，因而也是分析中国社会结构与治理的基本单元③④。单位制度是中国城市社会最重要的社会分层机制之一，对中国社会心理和利益结构有重要的影响⑤。单位拥有政治、经济和社会资源的集中及分配功能，运作中则具有中国社会传统官僚体制中以人际关系和派系为基本特征的"人治"型体制⑥，在单位组织中，存在着一种以资源交换为基础的依赖型结构，单位全面占用和控制单位成员的发展机会以及所需的几乎全部资源，形成

---

① 华莱士等：《当代社会学理论：对古典理论的扩展》，刘少杰译，中国人民大学出版社2008年版，第279页。

② 戈夫曼：《日常接触》，徐江敏等译，华夏出版社1990年版，第93页。

③ 李汉林等：《资源与交换——中国单位组织中的依赖性结构》，《社会学研究》1999年第2期。

④ 李路路：《论"单位"研究》，《社会学研究》2002年第5期。

⑤ Zhou, X., Unorganized interests and collective action in communist China, *American Sociological Review*, Vol. 58, No. 1, 1993, pp. 54–73.

⑥ 路风：《单位：一种特殊的社会组织形式》，《中国社会科学》1989年第1期。

单位对其成员的支配关系①。

公立医院作为高度组织化的医疗机构，按照李猛的观点判断②，当属一种典型的制度性组织。新医改政策的推行并未改变公立医疗机构的单位属性。相反，政府意志在医疗资源的控制和分配中体现得更加突出。由此，政府强化了对医疗机构行为的干预，公立医院的"制度化组织"特征并未弱化，反而有所加强。中国"单位"研究的结论为我们解释公立医院医生的行为，以及他们与职业、工作、单位、领导、同事和服务对象的关系与行为提供了基础。

（二）中国的社会关系、权力与行动结构

"关系"是理解和探讨中国人与中国社会的最核心要素。中国社会科学界对"关系"的研究结论对我们理解医生与群体、社会的互动，以及由此形成的医患关系、同事关系、与领导的关系、与社会的关系等提供了真实和深入的参照。

中国人社会行动的结构。中国人采取社会行动，是建立在对四因素的不同配置所做的情境定义之上，这四个因素（变量）包括：权威（包括对身份、地位和等级的确定）、道德规范（以儒家思想为核心）、利益分配（包含社会心理和经济上获得平均性）、血缘关系的可能（或不可能）。中国人的行为没有一致的取向，在四因素不同组合下寻求一种恰当的策略。这种取向在同他人，如父子、兄弟、朋友、上下级、同事及陌生人等进行的社会互动中都存在③。

（三）中国人的价值观

价值观是"一种影响选择的建构"。从微观来看，价值观是个体的选择倾向，是个体态度、观念的深层结构，同时它还是群体认同的重要根据—共享的符号系统，因此是重要的群体社会心理现象。价值观直接左右个人的行为认知，间接影响社会管理乃至国家行为。中国人的价值观一直深受传统与现代思想的影响，有其复杂性。

杨中芳从世界观、社会观和个人观三个方面对中国文化、价值观、本

① 李汉林等：《资源与交换——中国单位组织中的依赖性结构》，《社会学研究》1999 年第 2 期。

② 李猛等：《单位：制度化组织的内部机制》，《中国社会科学季刊（香港）》1996 年第 5 期。

③ 翟学伟：《关系与中国社会》，中国社会科学出版社 2012 年版，第 55 页。

土心理学的相关研究进行了回顾，整理出中国人的传统价值体系并与西方价值体系进行对比。他发现，中国人世界观的基本特征是"合和"，西方文化的基本价值是个人的独立、自主及成就；中国人社会观的基本价值是以"关系"为绳索的"平均、秩序、稳定"，而西方的社会是多元化的，成员有更大的自由发展空间；中国人的个人观的基本价值构想是"克制、妥协、不走极端的中庸权衡"，而与西方社会坚信无限的进步，而至以不断征服、创造新局面有所不同。杨中芳总结了中国人个人行为层次的价值特征，包括社会取向论、情境中心论、关系取向论和权威性格论。[①]

现代中国社会的急剧变迁引起了人们价值观的转型，但从另一个角度看，中国社会的教化体系始终在灌输一套理想化的、传统的价值体系，而对于现实社会中的"阳奉阴违"和外来个人主义价值体系的冲击，始终采取反击破坏的手段来否定它们。社会对个人的约束能力越来越小，容忍度越来越大，个人价值体系逐渐取代过去社会文化所施加的压力，成为主导个人行为的主要因素，但在个人层次上，传统文化的生存机制及对冲突解决的处理还是深深影响着中国人的价值选择[②]。戴茂堂认为，传统价值观的现代转型主要体现在个人价值观体系的变化，体现在主体意识的觉醒、幸福意识的确立、消费意识的萌动、市场意识的生成、法律意识的增长和科技意识的高扬[③]。

（四）中国社会信任研究

"熟亲信"是中国人关系网络的结构，指导着传统的"熟人社会"的行为规则，也使道德和舆论作为主要的信任约束机制成为可能[④]。传统的中国社会信任网络具有两个特点：一是强烈的归属性特点；二是全知性的特点。熟人社会中产生的信任更多地体现在人与人的关系中，而不是人与制度的关系中，其信任网络同儒家倡导的道德舆论控制有高度的契合性[⑤]。当现代化来临，市场化和城镇化打散了中国传统社会的共同体生活

---

①　杨国枢：《中国人的价值观：社会科学观点》，中国人民大学出版社 2013 年版，第 334 页。

②　同上书，第 358 页。

③　戴茂堂等：《传统价值观与当代中国》，湖北人民出版社 2001 年版，第 206—210 页。

④　边燕杰：《关系社会学：理论与研究》，社会科学文献出版社 2011 年版，第 7 页。

⑤　翟学伟：《关系与中国社会》，中国社会科学出版社 2012 年版，第 185 页。

以及由此建立起来的信任网络，人们中的多数都在同陌生人交往，导致原有的信任约束机制几乎消失殆尽，道德与舆论已经不再具有约束个人品德的作用，中国人的信任机制被迅速推向了"脱域"，而且脱域信任机制中的象征标志和专家系统自身也出了问题。中国社会信任问题的独特之处就在于，传统社会的信任根基受到动摇，与现代市场经济社会相适应的新型信任机制尚没有形成。① 这些中国式信任研究结论为我们理解中国严峻的医患关系问题并为重建医患信任提供了参考。

四　本书的理论取向：融合视角

考察中国医生的职业心理，首先要从医生对自己职业选择的反思开始，选择这一职业的付出与所得，无疑是首先要考虑的，这种考量自然是出于"理性人"的计算，因此"理性选择理论"是最具有启发性的理论；理解医生与患者、组织和领导的关系，"社会交换理论"的框架具有借鉴价值；鉴于医生职业在从业过程中与患者、社会的频繁互动，以及近年来社会舆论对医疗行业的高度关注，"符号互动论"可以提供重要的启示；探讨备受关注的医患信任问题，科尔曼的信任理论不但可以帮助我们理解当前医患信任的崩溃，还为重建医患信任提供了启示；考虑到公立医院作为事业单位的属性，其组织行为以及嵌入其中的个体之间的关系、个体与组织之间的关系、下属与领导的关系，既显著不同于国外的同类组织，又不同于国内的企业组织，因此，中国本土社会学研究的结论可以为我们理解这种特殊性提供参照。本土心理学研究的探索所得则指导我们将研究概念深入到文化差异的层次，从而更贴切地研究中国医生职业心理，更清晰和自信地理解本书与国外同类研究的差异。

上述提到的理性选择理论、符号互动论，加上此处虽未介绍但仍对本书具有重要启示的功能主义、现象学和冲突论的视角，以及中国本土社会学、心理学研究的理论成就之间是相互补充而不是相互抵触的，都是现代理论的重要组成部分，都为我们理解医生职业心态的前因后果因素提供了重要的洞察。因此，研究者根据研究的兴趣和焦点，采用折中的方法，吸纳了不同的视角作为研究灵感和思路的源泉。

---

① 翟学伟：《信任与风险社会——西方理论与中国问题》，《社会科学研究》2008 年第 4 期。

第二节 职业承诺的交换与诠释模型

本书采用定性分析方法建构职业承诺影响因素的理论模型。通过个人深入访谈和观察法收集资料，运用扎根理论，以理性选择理论和符号互动理论为主要依据，从个体对职业生活中的付出与所得的感知、对付出与所得的比较与诠释两个层面，构建医生职业承诺的影响因素模型，并运用社会学理论分析模型的深层机制。

一 扎根理论的运用

扎根理论是一种有效的利用二手定性资料构建理论模型的质性研究方法，也是一种质性研究的风格。该研究方法的核心是资料的收集与分析过程，这一过程既包括理论演绎又包括理论归纳，而且资料的收集与分析是一并发生、同时进行、连续循环的。其研究流程见图 3 - 1。

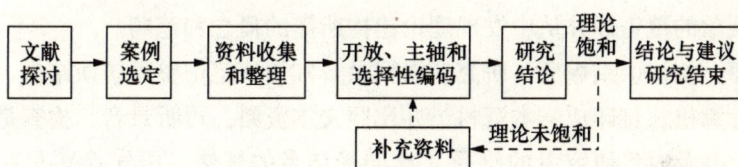

图 3 - 1 扎根理论研究流程图

研究者在开展其研究时，心中并不存在一个预先构想好的理论，而是从一个研究的领域开始，允许理论逐渐从资料中浮现出来。这是一种自下而上建立理论的方法，即在系统收集资料的基础上，寻找反映社会现象的核心概念，然后通过在这些概念之间建立联系而形成理论①。

在研究过程中，我们遵循着由经验资料的分析归纳出发而建构理论的原则，但在写作中，为了更清晰地呈现职业承诺的生成图景，我们需要对理论出发点有个交代。本书的理论目标是指向对工作要求—资源模型的拓展性研究，因而工作要求—资源模型是本书的一个逻辑起点，是一个我们

---

① 陈向明等：《质性研究方法与社会科学研究》，教育科学出版社 2000 年版，第 327 页。

试图从经验资料的思考中进行拓展的分析框架。本部分将从医生的立场出发，探讨医生是如何对职业进行反思的，这种反思又是怎样影响他对职业的情感，这就是我们试图揭示的理论。扎根理论作为一种质性研究方法，在一些人们所知有限或已具备丰富知识的领域，可以用来推演和扩充现有的理论①。

　　所用质性资料主要来自两部分，一是研究者在参与教育部人文社会科学研究规划项目"公立医院医生职业枯竭评价与应对策略研究"运作期间所做的 27 例深度访谈和现场调查中的观察笔记，这些资料所包含的内容涉及"医生职业倦怠"的表现及影响因素，但又不限于"职业倦怠"。笔者从中发现了一个医生职业心理的另一个重要概念——职业承诺，正是这些最初的资料分析触发了笔者研究"医生职业承诺的影响因素"这一理论命题的兴趣。二是研究者主持国家自然科学基金项目"新医改背景下公立医院医生职业承诺研究——以山东省为例"期间，所做的 20 例深度访谈和现场调研观察笔记。案例抽样遵从开放性抽样的原则，选择那些能为研究问题提供最丰富信息并乐于配合的研究对象进行访谈，从而保证研究现象的覆盖面并从中发现理论建构所需的概念和范畴。

　　每一例访谈结束后，研究者根据录音和访谈笔记整理访谈结果，将其输入计算机，打印成文本资料，并比照文本资料，再听录音，检查是否有错误，并及时将研究者的感受（比如受访者的情绪、语气等）写在文本空白处，这也给研究者提供了一个熟悉资料并识别资料中蕴含的"主题"的机会。对非参与式观察的观察记录、网络调查的资料也进行整理、阅读，并写下初步的感受。

　　二　三级编码与理论浮现

　　对资料进行了转录、校对、阅读后，开始对资料进行编码。扎根理论中最为烦琐同时也是最为关键的步骤就是编码，即对访谈资料中的词句、段落不断地进行分析概括和归纳。扎根理论有三种编码方法：开放编码、主轴编码、选择编码②。下面简单介绍一下编码的程序以及理论浮现的过程。

---

　　①　费小冬：《扎根理论研究方法论：要素，研究程序和评判标准》，《公共行政评论》2008年第 3 期。

　　②　凯西·卡麦兹：《建构扎根理论：质性研究实践指南》，重庆大学出版社 2009 年版，第58 页。

（一）开放式编码

在第一个分析步骤中，使用开放性编码来界定文本资料中所发现的概念、属性和类别，这一阶段的任务在于尽可能地从原始资料中提炼出有意义的概念类别。使用鲜明代码和抽象代码对发现的概念进行标示。前者如"忙碌"（"从上班到下班，每分钟都在忙，有时候水也没时间喝"、"感觉忙得就像个陀螺一样，被工作驱赶着不停地旋转"、"今年大年初一我值班，还做了两次急诊手术，忙得和家人吃顿饭都没时间"）、"担心"（"万一出了差错就麻烦了，所以时刻担心"、"做完手术回家后，总担心患者有问题"）、"兴奋"（"抢救患者成功了，那心情是很兴奋的，感觉再累也值得"、"碰见疑难病例，查很长时间资料，终于找到了，心想：这可好了，豁然开朗"）、"患者配合"（"我严格按照医疗规范处理不开抗生素，有些患者反而不配合，去医政科投诉，难道滥用抗生素他们就满意了吗"）、"患者信任/怀疑"（"感冒一类的常见病，患者不信任我的诊断，总觉得要专家看才放心"）、"疲惫"（"下班回家疲惫不堪，我一句话也不想说，话都在医院说完了"、"下班回家后筋疲力尽的，就想躺床上"）；后者如"职业能力提升"、（"通过自己的努力，现在业务能力上还行吧"、"原来只是看科主任做手术，想自己啥时能独当一面？现在我也可以主刀做手术了"、"经我诊断上转到县医院的患者，基本八九不离十"）、"工作有价值"（"经过我的手术患者治好了，觉得自己的工作很有意义"、"这个社会能离开医生吗？"、"经过我手接生的小孩一年有好几百个，觉得自己的工作很重要"）、"医患关系紧张"（"过去医患关系比现在好一些"、"希望医患之间别这么对立"、"现在患者打医生也不是稀罕事了，医生才是弱势群体"）、"领导赏识"（"领导尊重自己，觉得心情很好"、"和患者出现纠纷时，领导不分缘由，就知道狠批我们，说我们不注意"、"晋升职称时，科主任给我提供了很多具体指导"）、"人际关系"（"在单位为人很重要，与科室同事处好关系，你有什么事大家会照顾"、"我们检验科室的与临床科室不太对路"）等。

（二）主轴编码

完成逐字逐句的开放式编码后，进行主轴编码，目的是为了将在开放编码中被打散的资料再加以聚类，通过对概念之间关系的反复思考和分析，整合出更高抽象层次的范畴和维度。比如，将"麻木"、"疲惫"、"心力交瘁"、"耗尽了感情"等开放式编码得到的鲜明代码组合在一起，以"体力和情感的疲惫"作为轴编码的类属标签。再如,将"控制情绪"、"态度和蔼"、"耐心解释""心平气和"等归为一个类别,以"控制情感的要求"作为主轴编码。在轴编码中,那些与某个范畴有条件、结果、中介等关系的范畴被整合在一起,形成了对现象更精确复杂的解释。按照同样的思路,完成了对"工作负荷"、"职业风险"、"患者期望"、"社会评价"、"政策支持"、"职业成长"、"成就感"等18个维度的主轴编码,在此基础上将各维度归类为"职业交换中的付出与要求"、"职业交换中的所得"、"积极职业体验"、"消极职业体验"。这个编码过程受到社会交换理论和符号互动论的启发。

(三) 选择编码

再次,我们进入了三级编码,即选择性编码,并大致可以勾勒出即将浮出水面的理论主线。选择性编码的主要目标是,在所有已发现的概念类属中经过系统分析后选择一个具有统领性的"核心类属",将大部分研究结果囊括在一个比较宽泛的理论范围之内。从开放式编码和主轴编码得出18个维度,我们发现了医生职业反思过程中的付出、所得和感受三个方面对职业承诺的影响。按照霍曼斯社会交换理论的"基本社会行为命题",付出与所得是一种刺激,人们对这些刺激做出回应(职业心态),并根据人们赋予事物的价值开展行动。按照符号互动理论,人们对事物的回应是根据建立在由社会互动形成的符号体系上的,通过对事物的解释、评价(结果是积极的还是消极的),建构自己的行动。我们对所得质性材料高度精炼的概念化的结果,是"医生对职业过程中社会交换中付出所得的诠释"影响着医生的职业承诺,它的浮现是对医生的职业体验与职业情感生成图景的生动描述,为我们理解医生职业心理提供了一个分析性的理论架构(见图3-2)。

三 职业过程充满社会交换

医生的职业过程中充满着交换,如与所在医院的交换、与领导同事的交换、与患者的交换、与管制者(政府管理部门)的交换等。按照布劳(Blau)对社会交换与经济交换区别的观点,这些交换关系中都含有"未加规定的义务和信任"[①],不是纯粹的经济交换,因此应被界定为社会交换。

---

① 彼得·布劳:《社会生活中的交换与权力》,李国武译,商务印书馆2012年版,第156页。

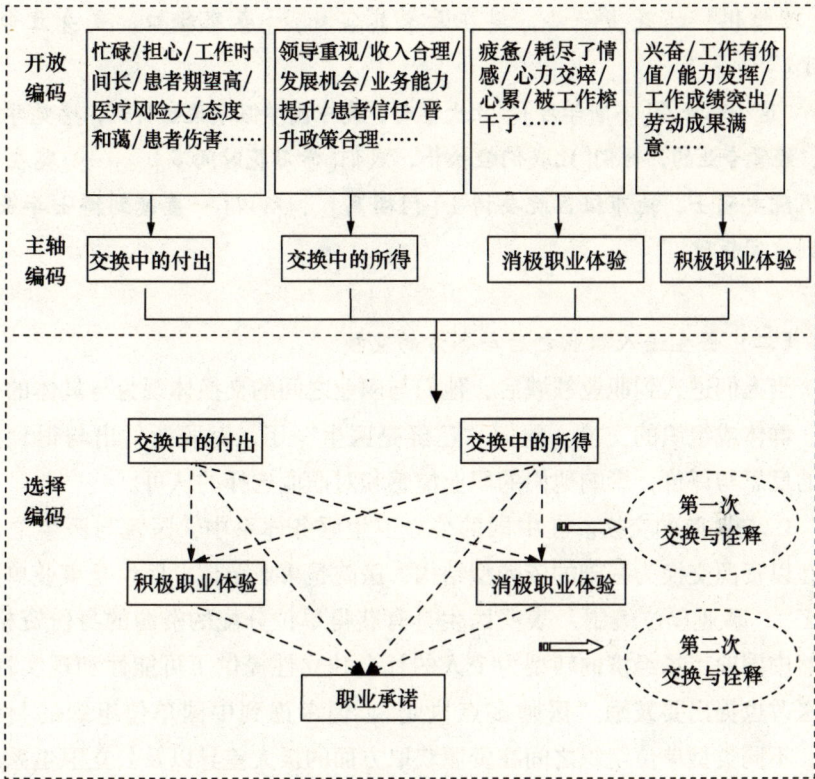

注：图中实线表示编码的过程，虚线表示概念间的关系。

图3-2 职业承诺影响因素的资料编码过程

（一）对交换报酬的期望使人们进入职业

医生与他们所选择并从事的职业之间是社会交换的过程。个体受到医生职业的吸引，是因为他们期望从"成为合格的医生"中得到报酬。为了成为一名合格的医生，必须要为获得职业必要的资格和技能而投入资源，这需要经历长期的教育、培训和选拔，而作为一名合格医生能得到较高的报酬（职业声望、物质报酬、工作价值）是这些投入的期望回报。

"当时考大学[填报志愿]，农村人没什么见识，想得也简单。父亲让我[报考医学院]……他说医生[总有饭吃]，还[体面]，不管社会怎样变化，这行比较[稳定]。"

"当时觉着白衣天使很[神圣]，[受人尊敬]，就报了医科。……年轻时[理想化] 还是多一些，现在看来其实就是[养家糊口，安身立命]罢了。"

"这个职业要[不断学习]。上大学时，高中同学假期聚会聊天，感觉学中文、经管专业的，他们[比我们轻松]，我们[学习花时间多]。……现在进县医院要硕士，地市级医院要博士[门槛高]，所以[一直读到博士毕业]才到这家医院。"

(二) 医生进入职业之后与各方的交换

当人们进入到职业领域后，他们与职业之间的交换体现为与具体的个体、群体或组织的交换。他们"已经是医生"了，对职业付出与得到报酬的反思与评价，影响他们的职业情感和对职业选择的认可。

1. 与医院的交换。在中国的公立卫生服务体系中，医院与医生之间存在以资源交换为基础的依赖型结构，医院是事业单位，医生是事业单位职工，"事业单位编制"表明医生具有获得单位分配的资源的身份资格。虽然中国向市场经济的转型为个人的社会独立性提供了可能性和现实性，新医改也提出要鼓励"医师多点执业"，但考虑到中国单位组织的封闭性、不同类型单位组织之间在资源获取方面的极大差异以及公立卫生系统在卫生资源配置中的绝对优势地位，这种美好的设想近期取得实质性进展的可能性并不大，多数医生仍将依附于某个医院完成他们的职业生涯。因而医生与医院之间存在着一个长期（可能贯穿整个职业生涯）的基本交换关系：资源与依赖性之间的交换关系。正如李汉林（1999）所言，这种资源与依赖性的交换具有全面性、强制性和政治性①，远比市场经济社会中一般的经济交换关系复杂。

"国外医生是自由执业的，咱们国内医生[依赖] 于医院，自由执业不现实。基本上就在这个医院[干一辈子] 了，受医院[管制] 比较多，但[稳定] ，提供各种[保障] 还是不错的，[退休金] 也高。"

"一天到晚[看病做手术，查文献，写论文] ……为的就是[学有所用] ，能顺利地[晋升职称] ……"

---

① 李汉林等：《资源与交换——中国单位组织中的依赖性结构》，《社会学研究》1999 年第 2 期。

"现在[科研压力]也很大,要报项目,院里[奖励]很大,但是要成功[付出]很多……忙完回到家,晚上还要查文献、看材料……"

"现在各种[规章制度]太多了……如[医保]患者,看病还要[紧算计],不能开这药,费用超了[限额]也不行……还有各种形式的[检查]。"

从上述受访者的讲述中,我们看到,医生们付出时间和精力"诊治患者"、"做科研"、"应对令人头痛的检查"、"服从各种管制"、"不断学习",作为交换的报酬,期望医院提供"稳定"和有"保障"的岗位(即"铁饭碗"),能"晋升职称"和"学有所用",绩效突出的时候获得"奖励"。在中国单位型组织中,由于交换的全面性,脱离这种依附关系的机会成本大大上升,从而制约了人们的自由。人民网曾报道,云南省数名优秀医生放弃"公职"从公立医院"出走"后,苦于民营医院"退休保障差、缺乏学科发展平台"而重回公立医院①,可见单位提供的资源在体制外缺乏有效的替代物,造成医生对单位体制的强烈依赖。

2. 与领导的交换。下属付出服从和尊敬(内心的或表面的),期望得到在别处未曾获得的报酬(如重视、提供机会、给予业务指导等)。

"碰见一个好领导很重要,千里马常有,[伯乐]不常有。……科主任[说了算]。给年轻人[机会],[不霸占]手术台,有什么事不是只批评,把[问题指出来]。这样干着[舒心],下属也[尊敬]他……"

"……跟科里的医生[抢病号],别人[不好意思说],[评优]啥的,大家[辛辛苦苦],一般[得不到],这样大家谁[服]他……"

"与[领导走得密切]的,[围着]领导转悠,领导可能[有机会多考虑]他,人之常情。"

中国虽然经历了深刻的社会变迁,但传统文化价值观并未因此完全退出中国社会中人际关系的规范体系,虽然不再提"三纲五常",但单位组织中的领导等级制说明人们仍然对上下级关系非常敏感。从受访者的讲述中,我们发现,传统文化价值中的角色规范与尊卑关系仍旧体现在医院上

---

① 曹红蕾:《民营医院提前辞退案:公立医院名医从"公"到"民"的尴尬路》,http://yn. people. com. cn/news/yunnan/n/2012/0511/c228496 - 17028961 - 1. html。

下级的人际互动中。上级控制了各种各样的资源，下级必须依靠上级获得各种组织资源，包括工作上的资源，必要的设备与人员，以及诸如升迁、评优等各种奖励，还依赖上级获得口头上及精神上的支持与鼓励，以满足个人的需求。换言之，相比上级对下级的依赖，下级对上级的依赖较大。不少受访者还表明，资源的给予通常是因人而异的。"碰见好领导"的期望、"千里马常有，伯乐不常有"的感慨说明，上下级关系中人际关系信任的重要性以及下属对上级的单向依赖，领导的赏识和重用是获得资源的关键因素，制度的影响力不如个人的权力来得大。

什么样的领导能获得下属的信任和认同、进而促进下属的忠诚呢？郑伯壎认为，上级的领导作风如能与下属依赖的价值相切合（如给予下属需要的机会、指导和反馈），上下级之间的关系就较为顺畅（"尊重"、"服"），部署的效能感及满意度较高（"舒畅"）。除了关系之外，上级重视的是下属的才能，而仁厚与正直影响下属对上级的信任与认同。[①]

3. 与患者的交换。患者是医生每个工作日都要面对的群体。在与患者的交换中，付出不确定性（风险）、关注、建议和诊疗服务，期望得到合理的期望、信任、认可和报酬。

研究者在一家地市三甲医院消化内科门诊观察到这样的情景：这家医院虽然安置了患者叫号候诊系统，但执行并不严格，部分患者没叫到号就挤到科室门口甚至室内，其他患者也失去了在候诊区等待的耐心。因此，实际的候诊区就从医院在前台设置的"候诊区"转移到了门诊走廊，部分诊室因没有助手维持秩序而挤满患者，当这些科室的医生试图让候诊患者退出诊室时，多数患者可能是将医生的要求视为"驱逐"，面露不悦，有几个患者喊道："等了一上午了，怎么看得这么慢！"一位消化科的女医生对围在身后的患者说："你们别在我后面站着，这样我没有安全感，和我对着面好一些。"女医生一上午看了41个患者，简单的触诊、迅速的书写、看检查结果、指导用药，间或要与患者对检查项目的必要性进行简要但谨慎的解释，可以看出她非常注意控制自己的语调和情绪，对患者的质疑也不会反驳。以下是几段这位医生与患者的对话：

对话1：（患者，60岁女性，胃部不适就诊，儿子和女儿陪同）

医："你去查个胃镜。"

---

① 郑伯壎：《企业组织中上下属的信任关系》，《社会学研究》1999年第2期。

患："查胃镜一定会查出问题来吗？"

医："那不一定，看结果吧。"

患："这还用你说，我也知道不查难说什么病，查不出问题来浪费钱，你们医生就知道检查检查，只会看机器，不会看病。"

医："我是建议查的，当然决定权在你，不愿意查也行，不查不能确诊。"

对话2：（患者，12岁女孩，来自农村，发热、腹疼三天就诊，母亲陪同）

医（看检查结果）："一般病毒感染，问题不大。"

患："大夫，给开点好消炎药，好得快的，孩子3天没上学了，在村里打了好几天消炎针都不管用。"

医："不用抗生素，休息几天就行。"

患："我们大老远来一趟，检查化验费这么大劲，连点药也不开？"

医："病毒感染没有必要用抗生素。"

患："不用抗生素……拉肚子总要吃消炎药吧？家里有消炎药……"

医："跟你说了不必用抗生素，这么多人等着……哪儿不舒服？"（患儿母亲表情疑惑，还想再问，下一位患者已经开始向医生诉说自己的不适）

在综合医院尤其是三级医院，出专家门诊的医生接诊患者量远超医生正常的承载能力，如果除去书写病历、操作信息系统的时间，医患之间的互动和沟通短到可以忽略不计，医患之间的沟通交流多数仅限于简单地询问病情、告知要做的检查项目，对于患者的疑问、不科学的诊疗要求，医生基本没有时间和耐心解释，只是简单谨慎地表达自己的建议，部分患者缺乏能力理解医生的解释和建议。

受访者对医患之间的问题感触最多。以下是一些具有代表性的叙述。

"我和患者在一起的[时间]，是和家人在一起时间的两倍。除了睡觉的时间，我[都在医院里]，用句时髦的话说，我[不在医院，就在去医院的路上]。"

"患者觉着[花钱]多……医院要运转，钱从哪里来，政府投入的少了，老百姓自然要多拿钱。花钱多，就觉得[必须治好]，治不好不行，认为看病就像修理汽车一样，[抬着进来，要站着出去]……对患者必须[态度要好]，我在家里脾气可不好，发泄一下吧……[国际上误诊率30%，咱们要求是0]，懂医的就知道[这不可能]……在这急诊科，打架斗殴的，车祸的……患者家属[点火就着]的样子，医护[挨骂]甚至[挨打]是常事，[风险太大]。有时病人离我太近，我就[有点紧张]。"

"现在许多[慢性患者]难以接受终生带病的现实，总是期望['去根']，他们这样[要求医生]，正规医院的医生谁也做不到，就[认为医生不用心、没医德]，转而信任江湖庸医、虚假医药广告。我们内分泌科经常碰到由于听信虚假广告导致病情加重的糖尿病患者。"

"咱也不想要红包什么的，也不敢要。咱[尽力]了，希望患者[理解]我们，[别老怀疑]我们的诊疗建议。"

"一位患者做胃部影像检查，项链影响成像让她摘下来，后来项链丢了，患者[怪我没看好]她的东西要我赔偿，我被带去[派出所]做笔录……一上午[那么多患者]检查，我[忙得水都不敢喝]，哪有义务替她看东西？就是去商场，贵重物品也要自己保管吧。"

由受访者的表述可以看出，现代医院和医生面临疾病谱的变化、医学知识与技术进步、医疗卫生服务的扩展以及患者期望的增加。由于技术飙升导致的技术主义以及费用高企引致的消费主义和信任感下降，患者风险意识淡薄，倾向于将低于预期的诊疗结局归因于医生无能无德。医生与患者的社会交换中出现了双方均感到失衡、失望的困局：医生对不合理的期许和不信任感到焦虑，患者为费用的高涨与医疗期待的落空而感到愤懑、怀疑甚至仇恨。在如此荒谬的医患关系下，医生的职业风险急剧增加，医生职业尊严受损甚至生命安全受害的事例时有发生，受访医生表现出一种对安全问题的焦虑。

道德期望过高也是医生职业面临的困境。长期以来，政策管理层应对医患关系紧张的机制，忽视了社会整体转型，过度依赖感召机制和道德教化，企图通过树立一批道德偶像、宣传博爱情怀与仁爱之心来填充道德的空洞，而不是从道德感召、经济激励和制度约束多管齐下，建立一个感召—激励—约束复合机制来优化利益格局与激励道德行为。针对医疗界长期的医疗道德规训给医务人员提出了"道德人"的标准，由此导致的社会道德期许与道德实践的差距引发了医学和医生职业的信誉危机，导致医生职业声望的下降。这说明，依靠道德和社会舆论约束的信任机制已经难以约束医患之间随机形成的"陌生人关系"，同时维系新型医患信任机制的象征标志和专家系统尚未建成或发挥作用。从这个意义上说，怎样重构互信的医患关系、相互在心理上松绑，或将是一个长期的话题。

4. 与同事的交换。在与同事的关系中，医生们相互交换友谊、支持与合作。

"中国[人际关系太复杂]，到处有[小圈子小团伙]，说话要谨慎……什么人都有，你说[都满意也难]……科里[氛围]还好，大家一起这么多年了，好处的人打[交道多一点，一起吃喝玩也比较多]，平时[彼此照应]也多，不好处的就是见面招呼，[不深交]。"

"平时家里有事，找[同事替班]什么的，大家[互相帮助]……"

"诊断意见不同很正常，有的同事[当患者面说你诊断的不对]，就不合适，让患者怎么想？……应该[事后交流]。"

每一个受访者都是"关系网络"中的个体，在医院中，与同事、直接领导和经常打交道的业务部门之间的"和谐、融洽、稳定"是很受重视的，这可以减少交换中的不确定性。亲密关系的建立（"小圈子"、"小团伙"）是有选择性的，而其交换原则是"彼此照应、互相帮助"，以及在特定情境中互相维护，这与杨中芳提出的中国人传统价值观中的"互赖、互报"人际关系规范是一致的①。

5. 与社会的交换。医疗系统是社会系统的一部分，医生付出的则是作为职业人士为社会成员健康服务的承诺，达到职业要求的资质和要求，遵守职业规范和道德，期望得到的是政策支持、职业声望、公众的信任、合理的舆论评价。

"社会上有一种[丑化敌视]医生的情绪，现在医生成了人民公敌，

---

① 杨国枢：《中国人的价值观：社会科学观点》，中国人民大学出版社 2013 年版，第 334 页。

主流媒体、政府官员、学者百姓都在[指责]医院，[骂]医生，医生无辜[被杀]了，网上竟然有人[叫好]……"

"现在[一些媒体起作用不好]。有些记者[不懂医]，缺乏[客观和理性]，[乱报道]，你像婴儿皮肤感染，不懂医的记者能报道成恒温箱故障烧伤。我们承担的风险压力，付出的劳动，媒体[不报道]，一旦出了问题，媒体就会一拥而上，[穷追猛打]……"

"过去把医生[神化]了，而现在把医生[妖化]了……在危机时候就神化，你看非典、地震那回儿……危机过去，就骂开了，中国人[不理性]的表现吧……我们不是天使也不是魔鬼，是很普通的人。"

"患者告医院、告医生，现在[法律]也是，你只要没有证据，就[难胜官司]……，看到过[没过错也要赔偿]的案例……我们医院选了几个精明的，成立了一个机构[专门应付]诉讼……"

"医改是有益老百姓的，但对医务人员，除了更多[条条框框]，其余[没啥感觉]。"

"医改政策对基层这块挺[不错]，现在[工资稳定]了，能[安心]了，原来工资[不稳定]那会，不少想[改行]，我们同事都有[出去开药店]的。"

访谈中，"暴力伤医"是受访者提及最多的问题，可见针对医疗行业的暴戾之气与暴力伤害已成为引发医生职业焦虑的重要因素。在医生们看来，针对医生的暴力事件时有发生，医生被自己救治过的患者所伤害，却很少得到作为暴力受害者应该得到的舆论同情；在媒体的偏颇报道和患者的群体意识中，医生不再是救助患者的技术人员，已然成为谋财害命的强盗，医院里充斥着冷漠、失职、事故和欺骗；面对弥散于医生周围的暴戾情绪和偏见，医生职业心态可想而知。雄心勃勃的新医改政策推行以来，医疗保障、公共卫生服务方面成绩不小，但公立医院改革推进缓慢，综合医院的医患关系日趋紧张，医疗场所暴力、医生工作负荷和职业风险不降反增，医生的受益感不高，对医改政策的满意度不高，而基层医疗机构医生在新医改中获得了实在的利益，医生有较强的受益感。

四 职业体验：初级交换过程的诠释结果

社会交换的基本原则是互惠，按照霍曼斯提出的攻击—赞同命题："当某人的行动没有得到他所期望的报酬或受到意料之外的惩罚，他将会不满并越有可能采取攻击行为；当某人的行动获得期望的报酬，尤其是大于预期的报酬，或者没有受到意料之中的惩罚，那么他就会满意并越有可能采取赞同行为"①，"人们的期望支配着他们在社会生活中的满足，进而支配着他们对社会经历的反应"②。由此不难得出结论，医生对职业交换中的报酬是否满意，既取决于这些报酬的实际数量，又取决于个体的期望没有落空的事实。

布劳认为，交换双方可以作为社会报酬进行交换的东西包括报答行为、社会承认、各种工具性服务以及地位、社会赞同等③。按照本节对医生与各方交换关系的定性分析，医生在职业交换关系中，付出的有工作时间、精力、承担来自患者的风险和期望、情感劳动和不断的学习，期望得到的报酬有职业发展、满意的物质回报、领导支持与同事合作、患者的信任、社会的尊重、客观的舆论和政策的支持等。按照当前的医疗服务价格，医生的技术劳动价值在交换中被支付了较低的物质报酬，此时，"认可、承认、赞同、尊敬"等肯定性情感与评价作为报酬进入交换进行交易，如果这些报酬确实为医生所需，那就有可能形成交换的总体平衡。在多次交易中交换双方形成的信任关系也是一种报酬。

哪些付出是正常的、可以接受的，哪些又是不合理的呢？所得到的报酬是否为医生所需？综合付出与报酬，个体又产生什么反应呢？按照布鲁默的刺激—诠释—反应模型，"赋予行动、情境以意义"并将这些意义作为行动的基础。至于赋予何种意义，则是一个不确定的过程，因为"人们在处理事物时，在诠释过程中可以掌握并修订事物的意义"④。根据米德的自我互动观点，面对外界对医生角色的要求（宾我），医生按照"自己的意义体系"（主我）做出回应，通过这种自我指导和建构自身的角色行为。戈夫曼认为，当人们对自己的角色不满意时，就会对自己的角色表现出某种轻视的分离行为，即表现出"角色距离"，这种角色距离表现出

---

①　华莱士等：《当代社会学理论：对古典理论的扩展》，刘少杰译，中国人民大学出版社2008年版，第280页。

②　彼得·布劳：《社会生活中的交换与权力》，李国武译，商务印书馆2012年版，第242页。

③　同上书，第167页。

④　华莱士等：《当代社会学理论：对古典理论的扩展》，刘少杰译，中国人民大学出版社2008年版，第192页。

反认同作用，即个体与自己的地位相脱离的倾向。① 因此，根据符号互动论，医生对职业交换的诠释结果将影响职业角色的认同感和角色承担意识。

主轴编码发现了两种诠释结果："疲累"和"成就感"，前者是对职业交换中付出与回报进行比较诠释产生的消极职业体验，后者则是一种积极职业体验。

"干医生这一行心态也很矛盾，有时觉得[**很没劲**]，有时又很[**有意义**]。每天这么忙，收入又不高，担着这么大风险，有些患者还不信任你，觉得[**真累、没劲**]，这时[**真羡慕**]那些教师啊公务员啊轻松的职业；但是抢救患者成功了[**患者感谢**]你，成绩获得[**认可**]，又觉得很有[**成就感**]。"

"基层前几年待遇不行，不稳定，患者很少，你会看病也没人找你看，社会地位不行，找对象都不好找，有同事还[**不干了去卖药**]，当时我也很[**迷茫**]。现在财政发工资，稳定了，待遇也提上来了，新农合定点了，患者也多了，[**幸亏**]那时我坚持着[**没辞职**]。"

五　职业承诺：第二次交换过程的再诠释结果

"累"（消极职业体验）与"成就感"（积极职业体验）是受访者提到较多的两种感受，是受访者基于职业场所中的初级交换，对付出与所得进行比较之后产生的两种不同职业体验。由受访者的叙述可见，积极和消极的职业体验可以因诠释的视角不同而存在于同一个体的感受中，也可以随着情境的变化而转化。这两种体验的共存与转化又形成了一种心理上的再次交换与诠释："累"与"成就感"的交换结果，影响医生对职业的认同和评价，"累"降低职业承诺，"成就感"则能抵消"累"的消极作用，维护医生的职业承诺。

"干医生这一行的，都[**很累**]。但是也很[**有成就感**]，觉得付出也[**值得**]，这个[**职业也不错**]，其实干哪一行也不容易。"

---

① 戈夫曼：《日常接触》，徐江敏等译，华夏出版社 1990 年版，第 93 页。

综上所述，职业承诺的产生和加强是医生对职业生活中交换的诠释，有这样一条路径：付出与报酬的初次交换→诠释→消极职业体验与积极职业体验的再次交换→再诠释→职业承诺。

第三节　理论模型的操作化及研究假设的提出

本章第二节基于社会交换和符号互动理论，利用扎根理论的研究方法，对医生与各方的社会交换及互动诠释进行了解析，并梳理出了相关概念之间的关系，形成了职业承诺的理论模型。要在实证研究中运用这些概念，必须为之设计出操作性的测量方法，利用变量间的量化关系，验证基于职业社会交换中的付出报酬及其诠释结果与医生职业心态的关系。

一　研究核心概念的操作化

（一）付出与报酬的具体化

工作要求—资源理论为我们量化这些概念提供了理论框架。按照工作要求—资源理论，工作要求是指工作的体力、心理、社会及组织方面需要的心理及生理（如认知或情感）的付出；工作资源指工作中有助于达成工作目标、削弱工作需求或者促进个体成长的特征，如经济回报、社会支持、管理者辅导、工作自主性、领导的重视和反馈和职业发展的可能性等①，这恰恰与社会交换中的付出与报酬相对应。

工作要求—资源理论认为，每个职业都有不同于其他职业的压力风险因素，但是按照其作用，均可以分为两大类：工作要求和工作资源。如果将工作要求—资源理论与社会交换理论进行对比，具体到医生职业群体，工作要求是他们以职业为依托的社会交换中的付出，不管这些付出是规定的还是未加规定的，也不管付出背后的要求或期望是合理的还是不合理的，是医院的正式制度还是组织制度之外的社会规范。工作资源则是他们在这些交换中得到的报酬，可以是物质的或非物质的。按照群体经验和社会规范，有基本的交换原则，但多数没有根据一种单一定量的交换媒介（如货币）确定的准确价格；可以是来自组织或组织之外的，或现时受

---

① Demerouti, E. , Bakker, A. , Fiedhelm, N. , et al. , The Job Demands – Resources Model of Burnout, *Journal of Applied Psychology*, Vol. 86, No. 3, 2001, pp. 499 – 512.

益，或未来兑现；同样，有些报酬是规定的，而有些是未加规定的。

通过对定性访谈所得资料的扎根理论分析，发现在职业生活的交换中，医生消耗或付出的有：工作负荷（工作中时间、体力、精力的付出）、工作中的情绪要求、来自患者的期望（包括道德、费用、诊疗结果）、职业风险（来自患者的暴力伤害、医患关系紧张等）、业务学习的需要等；医生期望得到的、有助于达成工作目标、减轻工作要求、促进个人成长和发展的资源有：工作中的控制权（受各项政策干预）、职业成长（能力的提升和发挥、晋升的可能、发展前景）、领导重视与反馈、融洽（与同事和业务部门的关系）、与付出相称的收入、良好的单位制度环境（与个人切身利益相关的政策，如晋升、分配、安全）和良好的社会环境（社会舆论、患者的信任与宏观政策的支持）等。

（二）积极和消极职业体验的操作化

"疲惫"与职业倦怠的核心维度"情感耗竭"是相呼应的。马斯拉奇（Maslach）和杰克逊（Jackson）对职业倦怠所做的定义是："在以人为服务对象的职业领域中，个体的一种情感耗竭（emotional exhaustion）、人格解体（depersonalization）和个人成就感降低（reduced personal accomplishment）的症状。"[①]其中，情感耗竭是指一种过度的付出感以及情感资源的耗竭感，在与他人互动的工作过程中，个人无法很好地处理周围的问题和要求，由此感到筋疲力尽、对工作丧失热情。而"个人成就感"则与一种积极职业体验—工作投入概念中的"个人成就感"维度一致，指的是个体对自己工作进行积极评价的趋势，个体对于所从事工作具有胜任感并能从中获得成就感。

二 假设模型的提出

根据本章第二节扎根理论的研究结果中各概念之间的关系，将操作化后的变量之间的关系做如下假设：

假设1：工作要求负向预测职业承诺；
假设2：工作资源正向预测职业承诺；
假设3：工作要求正向预测情感耗竭；
假设4：工作资源负向预测情感耗竭；

① Maslach, C., Jackson, S. E., The measurement of experienced burnout, *Journal of Occupational Behavior*, Vol. 30, No. 2, 1981, pp. 99 – 115.

假设5：工作资源正向预测职业成就感；

假设6：工作要求负向预测职业成就感；

假设7：职业成就感正向预测职业承诺；

假设8：情感耗竭负向预测职业承诺。

图3-3是研究假设模型的生成过程。

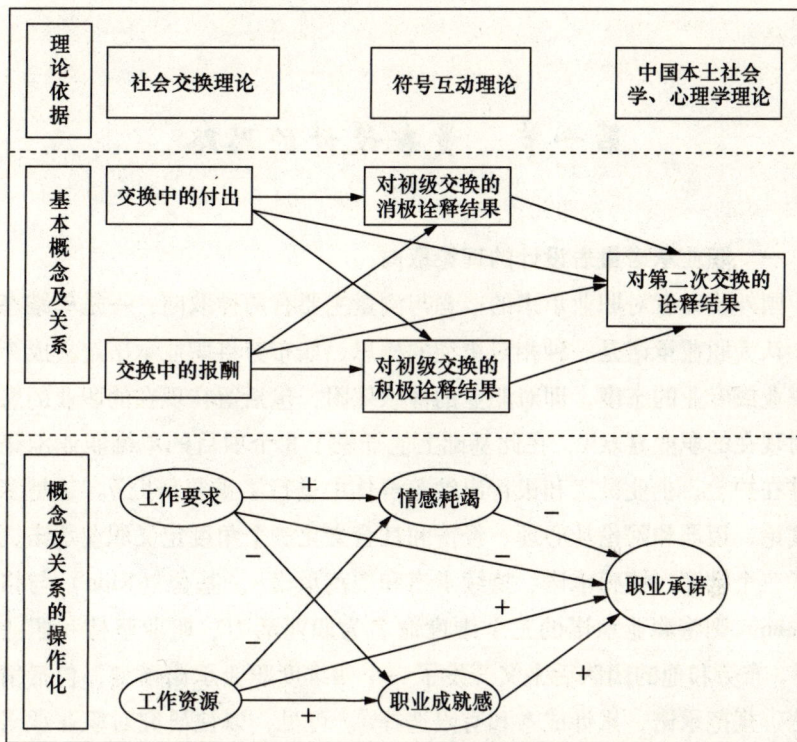

图3-3　研究假设的提出过程

第四章 医生职业承诺量表的开发与验证

第一节 量表设计的思路

一 职业承诺量表设计的理论取向

国外研究者对职业承诺的概念与测量主要有两种取向：一是单维态度论。认为职业承诺是一种相对单纯的构思，如布劳将职业承诺定义成个人对职业或专业的态度，即对职业的情感依附，包括留在现在的职业的愿望和对现在的职业喜欢[①]；在此基础上他开发了 8 个项目的单维职业承诺量表并在护士、企业员工和银行出纳等群体中进行了重复研究[②]。二是多维态度论，迈耶和阿伦从心理、经济和社会文化三个角度定义职业承诺，形成了三个维度：情感承诺、持续承诺和规范承诺[③]。基德（Kidd）与格林（Green）则将职业承诺的三个维度命名为职业活力、职业坚持和职业规划[④]。布劳和他的团队后来又开发了一个四维度职业承诺模型，包括情感承诺、规范承诺、累计成本和有限选择[⑤]。可见，以往研究对职业承诺概

---

① Blau, G. J., The measurement and prediction of career commitment, *Journal of Occupational Psychology*, Vol. 58, No. 4, 1985, pp. 277 – 288.

② Blau, G. J., Testing the generalizability of a career commitment measure and its impact on employee turnover, *Journal of Vocational Behavior*, Vol. 35, No. 1, 1989, pp. 88 – 103.

③ Meyer, J. P., Allen, N. J., Smith, C. A., Commitment to organizations and occupations: Extension and test of a three – component conceptualization, *Journal of applied psychology*, Vol. 78, No. 4, 1993, p. 538.

④ Kidd, J. M., Green, F., The careers of research scientists: predictors of three dimensions of career commitment and intention to leave science, *Personnel Review*, Vol. 35, No. 3, 2006, pp. 229 – 251.

⑤ Blau, G. J., Testing for a four – dimensional structure of occupational commitment, *Journal of Occupational and Organizational Psychology*, Vol. 76, No. 4, 2003, pp. 469 – 488.

念的认识还存在争议，但在不同的定义中，职业承诺的基本含义都离不开个人对自己所选职业的坚定、持久的热爱，是对职业发自内心的一种认可和归属感，这说明"情感承诺"是职业承诺的核心内涵。

实际上，"多维态度论"下的"持续承诺"维度反映的是一个人对离开职业的收益和成本进行比较的结果。较高的"持续承诺"表明个人对现在职业的"累计成本"和离开职业后的"有限选择"进行比较，得出离开现有职业的净收益低于预期，因而不得不继续从事当前职业。可见，"多维态度论"下，不论是"持续承诺"，还是"累计成本"、"有限选择"，并不一定意味着职工对职业的认可和喜爱，而是综合考量离职成本、就业环境作出的功利性决策结果，对工作绩效的持久激励效应和职业发展的推动作用可能有限，只有发自心底对职业的热爱才能起到应对压力、持久有效的激励作用。刘耀中（2006）的研究发现，情感承诺对员工工作态度的积极作用高于持续承诺和理想承诺[1]，说明"情感承诺"才能真正激发积极的职业心态，提高职业稳定性。

二　职业承诺量表设计的基本思路

基于上述分析，本书选择"单维态度论"的立场，以"情感"为核心，在中国文化背景下，探索既符合职业承诺内涵本质又能体现当代中国医疗机构医生职业特点的职业承诺概念。从文献研究的结果推断，职业承诺应是一种单维的态度，是个人对待自己职业或专业的态度，主要集中于职业情感方面，因此是个体对自己职业所持有的一种对工作绩效有促进作用的积极情感。

为此，本书以 POB 标准（可测量、可开发和可用来提高工作绩效）为基准，采用归纳法，通过定性研究探索职业承诺的概念和测量。首先通过深度访谈等多种手段收集医生职业承诺行为事件的陈述句并进行归类整理，形成"职业承诺"概念并将其操作化为初始量表。再利用小样本预调查数据进行项目分析、信效度分析以及 EFA，进一步精炼项目和检验量表信效度，形成正式量表后进行大样本施测，进一步验证量表的信效度。

---

① 刘耀中：《电信员工职业承诺因素结构的研究》，《心理科学》2006 年第 4 期。

第二节　量表项目的产生

一　职业承诺概念的陈述句收集与归类

（一）陈述句收集途径

通过三种途径收集职业承诺陈述句。

1. 深度访谈。要求受访者为公立医院医生，并综合平衡年龄、性别、专业技术职务、医院级别等特征。首先让受访者"评价自己对医生职业的热爱和肯定"，再让受访者列举"如何表达对职业的热爱和肯定"，再询问"工作中哪些事情影响你对职业的感情?"，在访谈中根据受访者的回答情况适当追问。采取面谈形式，共访谈20人，有3人因为中间有要事（领导找，接诊病人，家中有事）离开而无法进行，成功访谈17人，每次约1小时。受访者男性11人，女性6人；高级职称8人，中级及以下职称9人；一、二、三级医院分别为3、4、10人。

2. 文献阅读。搜集中英文相关文献300余篇进行阅读分析。

3. 专家访谈。邀请三位组织行为方向的学者进行访谈，主题为中国文化背景下医生职业承诺的维度与行为表现。

（二）陈述句整理与归类

将录音资料逐字转录成电脑文本，再结合其他所收集的文本资料，运用内容分析方法，以陈述句为分析单元进行编码，抽取与"热爱职业的表现"相关的初始陈述句，得到128条陈述句。对初始陈述句进行整理，删除26条与职业承诺含义明显不符合的和22条语义含混不清的陈述句，对剩下的80条陈述句进行初步归类，合并内容相近，仅以不同方式说明的陈述句。在这个阶段主要是以直观的判断而没有作过多的陈述句内涵延伸。归类结束后，获得13条陈述句。继续对陈述句进行概念层次的合并以形成概念的维度类别。由课题组三位成员（分别为教授、副教授和讲师），独自对这些陈述句进行归类。又根据归类结果删除3条归类完全不一致的陈述句。剩余10条陈述句，有7条表明了对职业的正面肯定，被归类为"积极职业情感"维度，反映了医生对自己职业发自内心的热爱和肯定，有3条"如果我的孩子面临升学择业，我不会让子女从医"，

"如果从事其他行业，我可能会生活得更好"，"对我来说医生职业仅仅是谋生的工具"被归为一类，从子女择业指导、行业比较、荣誉感、职业意义的视角侧面表现医生对职业的态度，主要是那些对职业不满意、不喜欢的医生，但由于长期医学教育的投入和医学知识的专用性，转换职业又不现实，使得他们只能"曲线"表达自己对职业的消极态度，暂定为"消极职业情感"，是对职业缺乏"内心情感"的表现形式。

二　职业承诺概念的提出与操作化

本书根据上述要素内涵将医生职业承诺归纳一个以"情感"为核心的职业态度，并将中国医生职业承诺概念定义为：医生对自己职业所持有的一种对工作绩效有促进作用的积极情感，体现为对自己职业的热爱和职业选择的肯定，并从职业中感受到乐趣和自豪。诚然，上述类别的划分只是经归纳形成，目的是增强概念体系的理论逻辑和内容效度，实际结构如何还尚需数据的检验。

根据上述 10 个陈述句编写量表题项，采用 Likert 式 7 点量表计分，从"从不这样认为"到"总是这样认为"记为 0—6 分。设计预调查问卷，问卷主体内容为人口社会学变量和 10 项目职业承诺初始量表，具体见附录 1。

第三节　医生职业承诺量表的预调查
与项目描述分析

一　预调查样本的抽取

采用分层随机抽样，在潍坊市一、二、三级公立医院抽取被试进行预调查。共发出问卷 600 份，回收有效问卷 493 份，有效回收率 82.17%。样本平均年龄为 36.3 ± 8.3 岁，平均工作年限为 13.4 ± 9.3 年，男性占 63.88%，具体见附录 4 表 1。

二　预调查测量项目的描述性分析

为了便于比较，将量表中 3 个反向计分项目转向。10 个项目的得分一般统计信息见表 4 - 1。克莱恩（Kline）认为，当偏度绝对值小于 3，峰度绝对值小于 10 时，表明样本基本上服从正态分布[①]。由表 4 - 1 可

① 黄芳铭：《结构方程模式：理论与应用》，中国税务出版社 2005 年版。

见，10 个项目的偏度绝对值均小于 3，峰度绝对值均小于 10，说明资料基本服从正态分布。10 个项目平均得分在 2.8—3.9 之间，没有得分畸高或畸低的项目，10 个项目的难度系数均在 0.5 左右（难度系数 = 得分平均值/项目满分），说明难度适宜，被试对量表项目的反应情况分布在指标量程（0—6）的中等范围内。

表 4 - 1   10 个项目得分的描述统计量

	n	极小值	极大值	均值	标准差	偏度		峰度		难度系数
	统计量	统计量	统计量	统计量	统计量	统计量	标准误	统计量	标准误	
自豪感	493	0	6	3.9	1.8	-0.61	0.11	-0.62	0.22	0.66
医生乐趣	493	0	6	3.8	1.9	-0.55	0.11	-0.67	0.22	0.64
职业前途	493	0	6	3.6	2.0	-0.42	0.11	-0.94	0.22	0.60
坚定选择	493	0	6	3.6	1.9	-0.33	0.11	-0.97	0.22	0.59
重新选择	493	0	6	3.1	2.3	-0.11	0.11	-0.47	0.22	0.52
公开职业	493	0	6	3.6	1.9	-0.43	0.11	-0.88	0.22	0.60
很好选择	492	0	6	3.0	2.1	-0.05	0.11	-1.21	0.22	0.50
子女从医	493	0	6	2.8	2.3	0.10	0.11	-1.44	0.22	0.47
其他行业	492	0	6	3.0	2.0	0.03	0.11	-1.12	0.22	0.49
谋生工具	491	0	6	3.5	2.0	-0.22	0.11	-1.19	0.22	0.58

第四节 预调查量表的项目分析
与探索性因子分析

一 项目分析

10 个项目的 Cronbach's α 为 0.798。按 27% 分位数进行独立样本 t 检验，以考察项目区分度。将"消极职业情感"3 个项目转向，将 10 个项目得分相加得到职业承诺总分。以 27% 作为临界值，即 $493 \times 27\% = 133.1$，分别找出得分由高到低第 133 位被试和由低到高第 133 位被试的得分，分别为 13 和 27。将职业承诺总分在 0—13 分间的被试作为低分组（记为①组），将职业承诺总分在 27 以上的作为高分组（记为②组）。以两组作为对照，对量表中的 10 个项目得分进行独立样本 t 检验，结果见表 4 - 2。由表可知，经 t 检验，10 个项目在低分组与高分组之间的得分差异均有统计学意义（均有 $P < 0.001$），均通过区分度检验。有 6 个项目高低分组得分差值高于 3.2，在高分组和低分组之间有较大区分能力，其余 4 个项目的区分能力则相对较低。

表 4 - 2　　　　　　　　　职业承诺初始量表项目的独立样本检验

	分组及得分			方差齐性 Levene 检验		均值 t 检验		
	分组	得分均数	差值	F	P 值	t	df	P 值（双侧）
自豪感	①	1.9		68.17	***	-24.86	272.00	***
	②	5.6	3.7			-24.62	183.04	***
医生乐趣	①	1.9		58.77	***	-24.17	272.00	***
	②	5.6	3.6			-23.96	192.88	***
职业前途	①	1.3		17.66	***	-30.60	272.00	***
	②	5.4	4.1			-30.47	245.10	***
坚定选择	①	1.2		15.90	***	-34.29	272.00	***
	②	5.5	4.2			-34.17	254.53	***
重新选择	①	0.8		0.41	0.52	-24.48	272.00	***
	②	5.2	4.4			-24.50	271.29	***
公开职业	①	2.3		1.83	0.18	-10.13	272.00	***
	②	4.7	2.4			-10.12	270.70	***
很好选择	①	1.2		3.26	0.07	-15.75	272.00	***
	②	4.4	3.2			-15.76	271.78	***
子女从医	①	2.0		11.34	***	-7.14	272.00	***
	②	4.0	2.0			-7.12	262.29	***
其他行业	①	2.1		10.09	***	-10.01	272.00	***
	②	4.4	2.3			-9.98	258.50	***
谋生工具	①	2.4		37.31	***	-12.88	272.00	***
	②	5.1	2.7			-12.81	230.04	***

注：$**P < 0.01$，$***P < 0.001$（双侧）。

二　探索性因子分析与内部一致性信度分析

用主成分因子分析法对 10 个项目进行 EFA。10 项目量表的 KMO = 0.87，Bartlett's 球形检验 $\chi^2 = 2900.45$，$df = 45$，$P < 0.001$，根据 Kaiser

的建议，适宜进行因子分析①。

按照特征值大于 1 的原则抽取因素，为不改变项目间的数量关系，不进行旋转。项目删除的标准定为：（1）共同度小于 0.40；（2）在两个因素上负荷都大于 0.40；（3）最高载荷小于 0.40②；（4）删除该项目后信度系数提高。

三次因子分析的结果见表 4 - 3。第一次 EFA 抽取两个因子，第一个因子为"积极职业情感"6 个项目，解释总变异的 50.65%，第二个因子为"消极职业情感"，解释总变异的 15.91%。"谋生工具"和"其他行业"项目在两个公因子上的负荷均超过 0.40，因此删除。第二次 EFA，"子女从医"项目删除后量表信度有较大提高，因此删除这两个项目。第三次 EFA，"公开职业"项目的共同度为 0.37，小于 0.40，且删除该项目后量表的信度有所提高，所以删除该项目。

表 4 - 3　　职业承诺初始量表的三次探索性因子分析及信度分析结果

	第一次 EFA 与信度分析			第二次 EFA 与信度分析			第三次 EFA 与信度分析	
	因子 1	因子 2	删除该项目后的信度值	因子 1	因子 2	删除该项目后的信度值	因子	删除该项目后的信度值
自豪感	0.86	-0.12	0.83	0.87	0.04	0.83	0.87	0.88
医生乐趣	0.88	-0.13	0.83	0.89	0.04	0.83	0.89	0.88
职业前途	0.89	-0.10	0.82	0.90	0.04	0.83	0.90	0.88
坚定选择	0.91	-0.04	0.82	0.91	0.08	0.83	0.91	0.88
重新选择	0.77	-0.06	0.84	0.77	-0.03	0.84	0.77	0.90
很好选择	0.64	-0.19	0.85	0.66	-0.13	0.86	0.66	0.91
公开职业	0.57	-0.36	0.85	0.60	-0.40	0.86	0.61	0.91
谋生工具	0.44	0.62	0.86	—	—	—	—	—
子女从医	0.25	0.69	—	0.19	0.92	0.91	—	—
其他行业	0.38	0.73	0.87	—	—	—	—	—
特征根	4.86	1.61	—	4.61	1.03		4.58	
方差比(%)	48.56	16.10	0.86	57.60	12.86	0.87	65.43	0.91

①　Kaiser, H. F., An index of factorial simplicity, *Psychometrika*, Vol. 39, No. 1, 1960, pp. 141 - 151.

②　Hair, J. F., Anderson, R. E., Tatham, R. L., Multivariate data analysis: with readings, *Macmillan*, 1987.

　　将剩余的6个项目进行第四次EFA，得到收敛效度与区分效度良好的因素结构，提取一个公因子，命名为"职业承诺"，其共同度、负荷值及信度见表4-4。各变量共同度在0.40以上，变异解释程度为71.16%。6个项目的Cronbach's α为0.91，表明包含6个项目的医生职业承诺量表信度良好。正式职业承诺量表题项和因子分析结果见表4-4。部分被试反映"工作一段时间后，对自己的职业选择更加坚定"不适合刚入行的医生，课题组经讨论后，将该项目措辞调整为"我觉得自己选择医生这个职业是明智的"，可以适用于不同职业阶段的医生。

表4-4　　　　　　　　职业承诺量表的探索性因子分析矩阵

项目	共同度	负荷值
我能体会到当医生的自豪感	0.78	0.88
我能体会到当医生的乐趣	0.80	0.89
我觉得自己的职业很有前途	0.83	0.91
工作一段时间后，对自己的职业选择更加坚定（改为：我觉得自己选择医生这个职业是明智的）	0.85	0.92
让我重新选择职业的话，我还会选择医生	0.61	0.78
在当今中国做医生是很好的职业选择	0.42	0.65
特征根	4.27	—
解释变异百分比	71.16	—
量表α值	0.91	—

第五节　中国医生职业承诺的结构验证与效标关联效度

一　职业承诺量表的结构效度验证

（一）被试

　　采用正式调查问卷（问卷内容见附录3），在济南、潍坊、德州三地市的公立医院进行了调查。共发放调查问卷2102份，回收2023份，有效问卷1910份，有效回收率90.86%。样本年龄平均为36.0±8.9岁；工作年限平均为12.4±9.7年。具体样本构成见附录4表3。

（二）验证性因子分析

根据量表的结构，设定单因素一阶模型，即6个项目拥有一个共同潜变量——职业承诺。运用AMOS7.0验证模型，χ^2/df=4.26，SRMR=0.01，GFI=0.99，AGFI=0.98，TLI=0.99，CFI=0.99，RMSEA=0.04，均达到拟合理想的标准。CFA结果表明，职业承诺的单因素结构是合理的。

进行CFA证明工作满意度（3个项目）与职业承诺（6个项目）的区分效度和结构效度。分别设定两个模型：模型1假定9个项目均属于一个因子。模型2假定9个项目分别属于职业承诺和工作满意度两个相关的因子。运用AMOS7.0运算，拟合指数见表4-5。由表可知，模型2的各项拟合指标均优于模型1，可见，职业承诺与工作满意度能够很好地区分开，是两个不同的结构。

表4-5 职业承诺与工作满意度结构效度验证性因子分析模型拟合指标

Model	χ^2/df	RMR	GFI	AGFI	PGFI	CFI	RMSEA	NFI
模型1	99.81	0.15	0.75	0.57	0.44	0.81	0.23	0.81
模型2	15.58	0.09	0.96	0.92	0.53	0.97	0.09	0.97

二 医生职业承诺量表的效标关联效度

（一）效标变量的选择

职业承诺作为个体与职业之间建立起来的一种心理纽带，是一种有助于应对职业压力、提高工作绩效的积极心态，与员工的职业心理状态有密切关系。如研究发现，职业承诺与工作满意度和离职意向等均有影响[1][2]。医院是高度专业化的组织，可选择的岗位是高度同质的，医生难以在医院内转换职业。如果医生失去对职业的兴趣和情感，往往意味着要离开所在医院甚至医疗行业，因此职业承诺与离职倾向负相关。职业压力过大容易

① Blau, G. J., Testing the generalizability of a career commitment measure and its impact on employee turnover, *Journal of Vocational Behavior*, Vol. 35, No. 1, 1989, pp. 88-103.
② Duffy, R. D., Dik, B. J., Steger, M. F., (2011). Calling and work-related outcomes: Career commitment as a mediator, *Journal of Vocational Behavior*, Vol. 78, No. 2, 2011, pp. 210-218.

出现离职意向并产生职业倦怠[1][2]，而这两个变量正是对职业的消极反应。连榕等对教师职业承诺与职业倦怠的研究也发现职业倦怠是教师职业承诺的有效预测变量[3]。基于职业承诺与工作满意度、离职倾向和职业倦怠的关系，将这三个职业态度变量作为效标变量，并假设职业承诺与工作满意度正相关，与离职倾向和职业倦怠负相关。

（二）被试

被试来源于日照、德州、济宁等地的县级医疗机构医生 938 份问卷。男性医生占 58.4%；年龄平均为 36.2 ± 8.4 岁；工作年限平均为 12.9 ± 9.3 年。详细特征见附录 4 表 2。

（三）变量测量

工作满意度：采用 JDS 中的一般工作满意度量表[4]，有 3 个项目，代表性项目为"我对自己的工作非常满意"、"我从工作中感受到乐趣"等，信度值为 0.88。

职业倦怠：为减少问卷的长度，研究采用职业倦怠的核心维度"情感耗竭"[5]，有 5 个项目，采用 0—6 点计分法，"0"表示"从来没有出现"，"6"表示"每天都出现"。代表性项目为"工作一天下来，感到筋疲力尽"、"自己快没有能量去面对工作了"等，此次施测中的信度为 0.93。

离职倾向：量表参考了欧文（Irving）等的量表[6]，有 3 个项目，代表性项目为"我经常想换一份工作"、"我明年想离开这家医院"等，此次施测中的信度值为 0.87。

（四）职业承诺量表与效标变量的相关分析

表 4-6 显示，"职业承诺"与"工作满意度"、"离职倾向"变量的

---

① Lee, K., Carswell, J. J., Allen, N. J., A meta-analytic review of occupational commitment: relations with person-and work-related variables, *Journal of Applied Psychology*, Vol. 85, No. 5, 2000, p. 799.

② Wisniewski, L., Gargiulo, R. M., Occupational stress and burnout among special educators: A review of the literature, *The Journal of Special Education*, Vol. 31, No. 3, 1997, pp. 325–346.

③ 连榕：《新手—熟手—专家型教师心理特征的比较》，《心理学报》2004 年第 1 期。

④ Hackman, J. R., Oldham, G. R., Development of the job diagnostic survey, *Journal of applied psychology*, Vol. 60, No. 2, 1975, p. 159.

⑤ Maslach, C., Jackson, S. E., The measurement of experienced burnout, *Journal of Organizational Behavior*, Vol. 2, No. 2, 1981, pp. 99–113.

⑥ Irving, G., Coleman, D. F., Cooper C. L., Further assessment of a three-component model of occupational commitment: Generalizability and differences across occupations, *Journal of Applied Psychology*, Vol. 82, No. 3, 1997, p. 444.

相关均有统计学意义。职业承诺与工作满意度正相关，且相关系数达到了 0.67，与离职倾向和情感耗竭具有负相关，相关系数分别为 -0.49 和 -0.42，证明职业承诺是一种积极的职业情感，职业承诺高的医生工作满意度更高，出现离职倾向的可能性更低，这与职业承诺的概念是一致的，说明职业承诺量表的效标关联效度较好。

"职业承诺"与"工作满意度"的相关程度高于和"离职倾向"的相关程度，说明职业承诺更能激发积极的工作心理；同时也证明了"职业承诺"与"不离职"之间的差异，说明研究中的"职业承诺"概念与"组织承诺"是区别开来的。

表 4 - 6 职业承诺与效标变量的相关分析 （n = 938）

变量	职业承诺	工作满意度	离职倾向	α 值
职业承诺	1			0.93
工作满意度	0.67 **	1		0.88
离职倾向	-0.49 **	-0.47 **	1	0.87
情感耗竭	-0.42 **	-0.44 **	0.42 **	0.93

说明：* $P < 0.05$, ** $P < 0.01$, *** $P < 0.001$ （双侧）。

三 职业承诺量表在各次施测中的统计量比较

职业承诺量表在研究中经历了 3 次施测，形成了 3 个样本。表 4 - 7 显示，样本 1 和样本 3 均来自一、二、三级医院，样本 2 来自县级医院，经独立样本 t 检验，三个样本的职业承诺水平差异具有统计学意义，均有 $t > 1.96$，$P < 0.05$，其差异主要是因为样本构成不同。3 次施测中，得分的偏度和峰度均基本满足正态分布的要求。量表信度均在 0.90 以上，表明该量表具有稳定的信度。

表 4 - 7 职业承诺量表在 3 次施测中的一般统计概要

检验	指标	样本 1	样本 2	样本 3
样本来源及数量	医院级别	一、二、三级医院	二级医院	一、二、三级医院
	样本数量(个)	619	938	1910

续表

检验	指标	样本 1	样本 2	样本 3
量表集中趋势的检验	均值	21.08	18.03	19.37
	均值标准误	0.44	0.27	0.24
	众数	30.00	18.00	36.00
	中位数	19.00	18.00	19.00
量表离散趋势的检验	标准差	9.95	8.28	10.56
	最大值	36.00	36.00	36.00
	最小值	0.00	0.00	0.00
	全距	36.00	36.00	36.00
量表得分分布状况的检验	偏度	−0.42	0.11	−0.02
	峰度	−0.63	−0.27	−1.03
量表的信度	α 值	0.91	0.93	0.93

第五章　正式调查与基础数据分析

第一节　调查工具及数据收集

一　正式调查问卷的形成

本书所涉及的人口学变量包括社会变量（性别、年龄、受教育程度、婚姻状况等）与职业变量（专业技术职务、行政职务、工作年限、科室、所在医院级别、聘用形式）。

内生变量的测量：职业承诺采用本书开发的量表（开发过程见第四章），职业体验采用医生工作倦怠量表[1]中的情感耗竭和职业成就感两个分量表。

外生变量的测量：社会资源量表参照尹文强开发的医生社会资源量表[2]，本书将医生社会资源划分为社会评价、患者信任、制度支持三个维度。工作要求、工作资源分量表是在参照 Kristensen 开发的哥本哈根社会心理问卷（COPSOQ）[3] 的基础上，结合定性研究结果，并充分体现医生行业特点的基础上设计的。

二　数据收集过程

（一）样本量的计算

研究计划中正式调查的样本量计算公式为：$n = \dfrac{\mu_\alpha^2 \pi\ (1-\pi)}{\delta^2}$

---

①　尹文强等：《我国公立医院医生职业心理研究——工作倦怠的管理学视角》，中国社会科学出版社 2014 年版，第 128 页。

②　同上书，第 130 页。

③　Kristensen, T. S., Hannerz, H., Hogh, A, et. al., The Copenhagen Psychosocial Questionnaire—a tool for the assessment and improvement of the psychosocial work environment, *Scandinavian Journal of Work Environ & Health*, Vol. 31, No. 6, 2005, pp. 438–449.

式中：

α 为参数估计的检验水准，取 $\alpha = 0.05$；

π 为因变量的阳性率，从预调查中"医生职业承诺初始量表"中项目水平的反映看，表示积极情感态度的选择率均在50%，与研究设计阶段 π 取0.5的预设较为一致，因此仍设 $\pi = 0.5$；

δ 为容许误差，取0.015。

根据上述样本量公式及参数取值，计算得出 $n = 1537 + 231 = 1768$。

考虑到调查问卷的回收率及收回问卷的有效率，为保证有效的样本量，需要在公式计算例数基础上加15%的例数，15%是根据国外相关文献与所进行相关调查情况所定。本书大约抽样调查1768名医生。考虑到部分公立医院的科室（尤其是县级及以上医院的一线科室）病人多、医生工作繁忙的特点，为了减少因为这类医院的受访者拒绝填答、无法填答或应付填答而导致合格样本规模低于研究需要的数量，将此类科室界定为"样本回收重点关注机构"。要求调查员首先观察医院病人流量和医生的工作繁忙程度，并与课题负责人沟通，如确定为重点机构，则在这些医院科室发放样本时适当加问卷发放规模20%—30%。

（二）调查数据的收集

本书进行了三次问卷调查。

第一次是预调查。采用分层随机抽样，在潍坊地区一、二、三级公立医疗机构发放预调查问卷600份，回收有效问卷493份，有效回收率82.2%。

第二次调查是职业承诺量表的效标调查。采用多阶段分层随机抽样，在济宁、日照、德州、潍坊等地市的二级公立医院，发放医生职业承诺效标调查问卷1129份，回收有效问卷938份，有效回收率83.1%。

第三次是正式调查。采用多阶段分层随机抽样，在山东省抽取了济南、潍坊、德州三个城市。每个城市的公立医院按级别分成三层，每层随机抽取若干医院，在已抽取的医院中，采用系统抽样或整群抽样的方法抽取若干医生，发放问卷调查，问卷由调查员现场发放。

调查回收率的高低，会直接影响样本对总体的代表性，如果回收率过低，即使抽样过程完全遵照随机性原理，调查过程十分严格，研究结论的信度也会降低。正因如此，艾尔·巴比（Earl Babbie，2009）认为，问卷回收率在50%才是足够的，要至少达到60%的回收率才是好的，达到

70%就非常好①。风笑天认为，回收率低于样本总量的2/3时，调查结果就可能出现大的偏差②。影响问卷回收率的因素很多，调查主办者的地位、知名度、权威性、调查对象的具体情况、调查课题的吸引力、问卷设计的质量和调查实施的方式等，都会对问卷回收产生影响。

借由以下因素和措施，问卷调查在保障调查质量的同时，取得了较高的问卷回收率，保证了样本的代表性：

1. 研究团队的社会资本。研究团队所在院校建校60余年，在山东省医疗卫生领域拥有较高知名度，该院校临床专业毕业生遍布省内各大医院。以往对省内临床医生的调研中，"母校"情愫拉近了调查员与受访者的心理距离，并且有许多校友主动代为协调所在医院其他医生配合调查。

2. 行政主管部门的首肯和协调。预调查时发现，部分医生处事谨小慎微、思虑周全，虽然对问卷内容很感兴趣，但对填写问卷还存在顾虑，主要是"上级领导不知情、不点头，随便接受外界访问不妥当，万一有什么问题怕被追究"。为此，课题组利用所在院系与山东省各地市卫生局的良好关系，通过卫生局电话或发函协调，获得了样本医院管理部门的首肯和支持，消除了医生填答问卷的顾虑。

3. 医生分布集中，在岗率高，便于实施调查。一般社会调查中的居民被试具有高度流动性，因此难以保证与抽中被试接触成功，往往造成较低的问卷回收率。公立医院是一个高度组织化的工作场所，医生的工作地点与时间均是固定的，即便部分医生由于工作原因（手术、查房等）暂离办公室，下班之前也会回到办公室，问卷发放过程中与被试的接触顺利保障了问卷的发放与回收。

4. 研究议题对被试有较强吸引力。近年来，国内医疗行业职业环境问题已成为医务人员的重要压力源，医生群体对职业的反思时常被报道，与医师职业态度相关的议题对医生有很强的吸引力。参与调查者一方面希望表达自己的想法与诉求，另一方面希望研究成果能够传播并纳入政策以改变自己的现状。

5. 为受访者提供填答问卷的便利。调查问卷的发放和回收环节充分考虑被调查医生的工作时间便利，比如在每天临近下班时发放问卷，询问

---

① 艾尔·巴比：《社会研究方法》，邱泽奇译，华夏出版社2009年版，第331页。

② 风笑天：《高回收率更好吗？——对调查回收率的另一种认识》，《社会学研究》2007年第3期。

被调查者下个工作日的时间，待其第二个工作日上班之前十分钟回收问卷，未填写者下午下班前再去回收，这样就最大限度地取得了被调查者的配合。

正式调查共发放问卷 2102 份，回收 2023 份，有效问卷 1910 份，有效回收率 90.6%。被试平均年龄 36.0 ± 8.9 岁，工作年限 12.4 ± 9.6 年，男性占 50.4%。详细构成见附录 4 表 3。

三　共同方法变异的检验

本书问卷所有问项均为自填式回答，容易出现共同方法变异（Common Method Variance，CMV）问题。CMV 指两个变量之间变异的重叠是因为使用同类测量工具导致，而不是代表潜在构念之间的真实关系[1]。因此，本书对可能出现的 CMV 进行了检验。CMV 的统计控制方法有多种，比如因子分析法、偏相关法、潜在的误差变量控制法、多质多法结构方程模型等[2]。因为本书涉及变量及路径较多，再将方法变异作为协变量或潜变量都有可能使模型难以识别，因此采用了 Harman 单因素检测方法[3]，即将所有变量项目一起做探索性因子分析，通过观察析出因子在未旋转时得到的第一个主成分，反映了 CMV 的量。Harman 单因素方法并不是最好但却是最常用的方法。该方法的特点在于 CMV 来源不明确的情况下，对 CMV 的效应进行检测。该方法的基本假设是，如果 CMV 大量存在，进行因子分析时，要么只析出一个因子，要么一个公因子解释了大部分变量变异，说明存在较为严重的 CMV。

正式调查问卷包含量表较多，有产生 CMV 的风险。因此将正式调查数据库所有 63 个变量项目一起做 EFA，采用主成分法抽取特征根大于 1 的因子，结果见表 5-1（只列出特征根大于 1 的因子）。共提取 12 个因子，累计解释总变异的 69.41%，其中第一个因子仅解释了总变异的 28.28%，并没有解释大部分变量变异。同时，第六章第一节的变量相关分析中，任何两个变量的相关系数均未超过 0.70 的水平，说明本书使用

---

① Chang, S. J, van Witteloostuijn, A., Eden, L., From the editors: common method variance in international business research. *Journal of International Business Studies*, Vol. 41, No. 2, 2010, pp. 178 – 184.

② Podsakoff, P. M., Common method biases in behavioral research: a critical review of the literature and recommended remedies, *Journal of Applied Psychology*, Vol. 88, No. 5, 2003, p. 879.

③ Podsakoff, P. M., Organ, D. W., Self – reports in organizational research: Problems and prospects, *Journal of Management*, Vol. 12, No. 4, 1986, pp. 531 – 544.

的测量工具所测量的是不同的变量。综上，可以认为 CMV 并不显著，对研究结论不会造成严重的影响。

表5-1　　　　　所有变量项目探索性因子分析的解释变异量

因子	初始特征根			负荷平方和提取量		
	特征根	解释方差百分比	累计百分比	提取量	解释方差百分比	累计百分比
1	17.81	28.28	28.28	17.81	28.28	28.28
2	7.40	11.75	40.03	7.40	11.75	40.03
3	3.78	6.01	46.03	3.78	6.01	46.03
4	3.00	4.76	50.80	3.00	4.76	50.80
5	2.32	3.68	54.48	2.32	3.68	54.48
6	2.10	3.34	57.82	2.10	3.34	57.82
7	1.71	2.72	60.53	1.71	2.72	60.53
8	1.26	1.99	62.53	1.26	1.99	62.53
9	1.18	1.87	64.40	1.18	1.87	64.40
10	1.11	1.76	66.16	1.11	1.76	66.16
11	1.04	1.65	67.80	1.04	1.65	67.80
12	1.01	1.60	69.41	1.01	1.60	69.41

第二节　测量项目的描述性分析

一　职业承诺量表项目的描述性分析

职业承诺量表项目得分描述性指标见表5-2。由表5-2可见，各项目的偏度绝对值均小于0.3，峰度绝对值均小于1.45，说明资料基本服从正态分布。

在心理学测量中，常会遇到量表衰减效应，即测量变量水平趋于完美或者趋于"零效应"的现象，这种现象被称为"天花板效应"（ceiling effect）和"地板效应"（floor effect），其原因是反应指标的量程不够大，而造成反应停留在指标量表的最顶端或最低端。量表衰减效应使指标的有效性遭受损失，阻碍因变量对自变量效果的准确反映，在设计测量和选择反应指标时应努力避免。由表5－2可见，职业承诺量表6个项目平均得分在2.7—3.6之间，没有得分畸高或畸低的项目，项目的难度系数（难度系数＝得分平均值/项目满分）均在0.45—0.59，说明量表难度适宜，被试对量表项目的反应情况分布在指标量程（0—6）的中等范围内，不存在量表衰减效应。

表5－2　　　　　　　职业承诺量表项目得分的描述统计（n＝1910）

项目	极小值	极大值	均值		标准差	偏度		峰度		难度系数
	统计量	统计量	统计量	标准误	统计量	统计量	标准误	统计量	标准误	
职业明智	0	6	3.3	0.05	2.1	－0.14	0.06	－1.24	0.11	0.56
职业前途	0	6	3.3	0.05	2.0	－0.11	0.06	－1.19	0.11	0.55
医生乐趣	0	6	3.6	0.04	1.9	－0.30	0.06	－0.86	0.11	0.59
自豪感	0	6	3.6	0.04	1.8	－0.26	0.06	－0.88	0.11	0.59
重新选择	0	6	3.0	0.05	2.3	0.03	0.06	－1.45	0.11	0.49
很好选择	0	6	2.7	0.05	2.2	0.22	0.06	－1.31	0.11	0.45

二　情感耗竭和职业成就感量表项目的描述性分析

情感耗竭和职业成就感量表项目得分描述性指标见表5－3。各项目的偏度绝对值最大值为0.84，峰度绝对值最大值为0.81，说明资料基本服从正态分布。项目得分在1.8—4.5之间，没有得分畸高或畸低的项目，项目的难度系数均在0.30—0.75，说明量表难度可以接受，被试对量表项目的反应情况分布在指标量程（0—6）的中等范围内，基本不存在量表衰减效应。

三　工作要求量表项目的描述性分析

工作要求量表项目得分描述性指标见表5－4。各项目的偏度绝对值最大值为1.66，峰度绝对值最大值为3.14，说明资料基本服从正态分布。量表项目得分在3.1—4.4之间，有8个项目的难度系数超过0.80，这反映医生对工作要求部分项目的感受较为强烈，被试对这些项目的反应情况接近指标量程（1—5）的上限，存在天花板效应的风险。但同时也反映工作要求高是医生职业的典型特征。

表 5 – 3   情感耗竭和职业成就感量表的项目得分的描述统计 （ n = 1910）

项目	极小值	极大值	均值		标准差	偏度		峰度		难度系数
	统计量	统计量	统计量	标准误	统计量	统计量	标准误	统计量	标准误	
耗尽心神	0	6	2.8	0.04	1.8	0.24	0.06	-0.81	0.11	0.47
筋疲力尽	0	6	3.0	0.04	1.7	0.23	0.06	-0.78	0.11	0.49
没有能量	0	6	1.8	0.04	1.8	0.84	0.06	-0.23	0.11	0.30
感情耗尽	0	6	1.9	0.04	1.9	0.74	0.06	-0.53	0.11	0.32
心力交瘁	0	6	2.2	0.04	1.9	0.61	0.06	-0.69	0.11	0.37
有价值	0	6	3.9	0.04	1.6	-0.42	0.06	-0.53	0.11	0.66
充分发挥	0	6	3.7	0.04	1.7	-0.27	0.06	-0.65	0.11	0.62
劳动成果	0	6	3.9	0.04	1.6	-0.40	0.06	-0.55	0.11	0.65
工作成效	0	6	4.5	0.04	1.6	-0.82	0.06	-0.03	0.11	0.75

表 5 – 4   工作要求量表的项目得分的描述统计 （ n = 1910）

项目	极小值	极大值	均值		标准差	偏度		峰度		难度系数
	统计量	统计量	统计量	标准误	统计量	统计量	标准误	统计量	标准误	
工作量大	1	5	3.4	0.03	1.2	-0.47	0.06	-0.73	0.11	0.68
内容太多	1	5	3.1	0.03	1.3	-0.10	0.06	-1.07	0.11	0.61
时间很长	1	5	3.2	0.03	1.2	-0.17	0.06	-0.99	0.11	0.64
很大努力	1	5	3.2	0.03	1.2	-0.23	0.06	-0.99	0.11	0.64
隐藏情绪	1	5	3.7	0.03	1.2	-0.74	0.06	-0.36	0.11	0.74
控制情绪	1	5	4.2	0.02	0.9	-1.42	0.06	1.96	0.11	0.84
控制自己	1	5	4.1	0.02	1.0	-1.21	0.06	1.12	0.11	0.81
超出医学	1	5	4.1	0.02	1.0	-0.98	0.06	0.56	0.11	0.81
道德标准	1	5	3.9	0.02	1.0	-0.79	0.06	0.02	0.11	0.78
抱怨费用	1	5	4.1	0.02	1.0	-1.08	0.06	0.80	0.11	0.82
职业风险	1	5	4.3	0.02	0.9	-1.42	0.06	1.82	0.11	0.87
提防伤害	1	5	3.9	0.02	1.0	-0.83	0.06	0.06	0.11	0.79
医疗纠纷	1	5	3.9	0.03	1.1	-0.80	0.06	-0.22	0.11	0.77
医患关系	1	5	3.8	0.03	1.1	-0.80	0.06	-0.23	0.11	0.76
工作要求	1	5	4.3	0.02	0.9	-1.40	0.06	1.93	0.11	0.85
病人需求	1	5	4.2	0.02	0.9	-1.37	0.06	1.82	0.11	0.85
医学发展	1	5	4.4	0.02	0.8	-1.66	0.06	3.14	0.11	0.88

四　组织资源量表项目的描述性分析

组织资源量表项目得分描述性指标见表5-5。各项目的偏度绝对值最大值为1.24，峰度绝对值最大值为2.34，说明资料基本服从正态分布。量表项目得分在2.7—4.1之间，反映组织内部关系的3个项目难度系数超过0.7，这反映医生对单位内人际关系评价较为谨慎，倾向于填写较高的分数，使这些项目的反应情况接近指标量程（1—5）的上限，这也从侧面说明中国事业单位中人际关系的重要性和微妙。其他项目的难度系数在0.53—0.70之间，水平适中。

表5-5　　　组织资源量表的项目得分的描述统计（n=1910）

项目	极小值	极大值	均值		标准差	偏度		峰度		难度系数
	统计量	统计量	统计量	标准误	统计量	统计量	标准误	统计量	标准误	
自主权	1	5	3.0	0.03	1.1	-0.22	0.06	-0.83	0.11	0.60
医院规定	1	5	3.0	0.02	1.1	-0.06	0.06	-0.59	0.11	0.60
医疗保险	1	5	3.3	0.02	1.1	-0.32	0.06	-0.52	0.11	0.66
创新阻力	1	5	3.3	0.02	1.1	-0.24	0.06	-0.51	0.11	0.66
业务水平	1	5	3.4	0.02	1.0	-0.61	0.06	0.05	0.11	0.69
个人发展	1	5	3.5	0.02	1.0	-0.62	0.06	0.01	0.11	0.70
晋升提拔	1	5	3.3	0.03	1.1	-0.46	0.06	-0.32	0.11	0.66
发展平台	1	5	3.4	0.02	1.1	-0.54	0.06	-0.30	0.11	0.67
工作得力	1	5	3.2	0.02	1.0	-0.37	0.06	-0.36	0.11	0.64
领导重视	1	5	3.2	0.02	1.0	-0.37	0.06	-0.18	0.11	0.64
领导反馈	1	5	3.0	0.02	1.1	-0.22	0.06	-0.55	0.11	0.60
收入付出	1	5	2.7	0.03	1.2	0.09	0.06	-1.05	0.11	0.53
收入分配	1	5	2.8	0.03	1.2	0.01	0.06	-0.99	0.11	0.55
劳务报酬	1	5	2.8	0.03	1.2	-0.07	0.06	-1.01	0.11	0.57
职称评聘	1	5	2.9	0.03	1.2	-0.22	0.06	-0.91	0.11	0.59
制度实施	1	5	3.2	0.03	1.1	-0.36	0.06	-0.59	0.11	0.63
值班休班	1	5	3.0	0.03	1.2	-0.21	0.06	-1.04	0.11	0.60
工作环境	1	5	3.3	0.03	1.2	-0.53	0.06	-0.56	0.11	0.65
同事融洽	1	5	4.1	0.02	0.8	-1.24	0.06	2.34	0.11	0.81
领导融洽	1	5	3.9	0.02	0.9	-1.00	0.06	1.28	0.11	0.77
部门合作	1	5	3.8	0.02	0.9	-0.98	0.06	1.08	0.11	0.77

五 社会资源量表项目的描述性分析

社会资源量表项目得分描述性指标见表5-6。各项目的偏度绝对值最大值为0.57，峰度绝对值最大值为1.01，说明资料基本服从正态分布。量表项目得分在2.5—3.2之间，9个项目的难度系数在0.49—0.65之间，水平适中。被试对量表项目的反应情况分布在指标量程（1—5）的中等范围内，不存在量表衰减效应。

表5-6　　　社会资源量表的项目得分的描述统计（n=1910）

项目	极小值	极大值	均值		标准差	偏度		峰度		难度系数
	统计量	统计量	统计量	标准误	统计量	统计量	标准误	统计量	标准误	
社会尊重	1	5	2.9	0.03	1.2	-0.16	0.06	-1.01	0.11	0.59
社会地位	1	5	2.7	0.03	1.2	0.13	0.06	-0.89	0.11	0.53
社会舆论	1	5	2.5	0.03	1.2	0.31	0.06	-0.86	0.11	0.49
理解配合	1	5	3.2	0.02	1.1	-0.57	0.06	-0.37	0.11	0.65
患者信任	1	5	3.2	0.02	1.0	-0.46	0.06	-0.32	0.11	0.64
患者尊重	1	5	3.2	0.02	1.1	-0.38	0.06	-0.41	0.11	0.63
医改受益	1	5	2.7	0.03	1.1	0.02	0.06	-0.71	0.11	0.54
政府保护	1	5	2.7	0.03	1.2	0.08	0.06	-0.87	0.11	0.54
纠纷处理	1	5	2.6	0.03	1.2	0.14	0.06	-0.84	0.11	0.53

第三节　正式调查的探索性因子分析

将1910个样本随机拆分，分成两个数据库：样本1和样本2，用样本1做EFA，以净化量表项目及探索测量模型的结构，用样本2做CFA，以检验各变量的测量模型结构是否被数据支持。

一 测量工具的项目净化处理

本书中正式调查的工作要求、组织资源、社会资源测量工具是在综合参考国内外不同研究者的相关量表基础上，由源自不同量表的项目汇集形成的。丘吉尔（Churchill）提出，这样的测量工具在进行因子分析前需要对测量项目进行净化，消除"垃圾条款"（Garbage items）[1]。净化项目的

---

[1] Churchill, Jr., Gilbert, A., A paradigm for developing better measures of marketing constructs, *Journal of Marketing Research* (*JMR*), Vol. 16, No. 1, 1979, pp. 64-73.

方法通常是利用校正项目——量表相关系数（Corrected item total correlation, CITC）净化测量项目，即检验是否每一个项目与其所在维度除该项目之外的其他项目之和相关，以及这种相关性是否具有统计学意义[①]。Saxe 和 Weitz 认为，当 CITC 值低于 0. 35，一般情况应该予以删除该测量项目[②]。在项目净化前后，都应该计算 α 信度值，α 信度值超过 0. 7 则表示该测量项目具有良好的信度。

依照上述分析方法，对工作要求和组织资源量表计算 CITC 值，结果见表 5 - 7。工作要求量表各项目的 CITC 值均超过 0. 50，17 个项目均是合意的，不存在垃圾项目，样本 1 中量表 α 值为 0. 92。组织资源量表中反映工作自主权的三个项目 CITC 值低于 0. 35，按照 Saxe 和 Weitz 的观点应该删除，但是在定性访谈中有被访者提及该维度，暂且保留，样本 1 量表 α 值为 0. 92。

表 5 - 7　　　　　工作要求和组织、社会资源量表的 CITC 值

工作要求量表各维度	CITC	组织资源量表各维度	CITC	社会资源量表各维度	CITC
工作量大	0. 58	业务水平	0. 56	社会尊重	0. 76
内容太多	0. 58	个人发展	0. 63	社会地位	0. 77
时间很长	0. 58	晋升提拔	0. 67	社会舆论	0. 78
很大努力	0. 57	发展平台	0. 74	理解配合	0. 70
隐藏情绪	0. 58	工作得力	0. 70	患者信任	0. 77
控制情绪	0. 57	领导重视	0. 69	患者尊重	0. 80
控制自己	0. 60	领导反馈	0. 65	医改受益	0. 72
超出医学	0. 62	收入付出	0. 67	政府保护	0. 77
道德标准	0. 59	收入分配	0. 72	纠纷处理	0. 74
抱怨费用	0. 54	劳务报酬	0. 69		
职业风险	0. 62	职称评聘	0. 69		
提防伤害	0. 61	制度实施	0. 73		
医疗纠纷	0. 67	值班休班	0. 65		

---

① Ruekert, R. W., Churchill Jr. G. A., Reliability and validity of alternative measures of channel member satisfaction, *Journal of Marketing Research*, 1984, pp. 226 - 233.

② Saxe, R., Weitz, B. A., The SOCO scale: a measure of the customer orientation of salespeople, *Journal of Marketing Research*, 1982, pp. 343 - 351.

工作要求量表各维度	CITC	组织资源量表各维度	CITC	社会资源量表各维度	CITC
医患关系	0.69	工作环境	0.71		
工作要求	0.60	同事融洽	0.38		
病人需求	0.62	领导融洽	0.59		
医学发展	0.59	部门合作	0.59		
		自主权	0.36		
		医院规定	0.26		
		医疗保险	0.19		
		创新阻力	0.22		

二 工作要求探索性因子分析

对工作要求量表进行 EFA，以判断各项目的关系是否需要调整。工作要求量表的 Bartlett's 球形检验显著性概率为 0.000，KMO 值为 0.92，样本适合做因子分析。采用主成分分析法提取因子，并进行方差最大化旋转（varimax），旋转 6 次后得到收敛的因子结构，抽取 4 个特征值大于 1 的因子，累计解释方差的 68.33%，公因子方差均在 0.50 以上，各项目的最大因子负荷均符合大于 0.50 的要求，结果见表 5 - 8。图 5 - 1 的因子分析碎石图显示，从第 4 个因子之后，曲线坡度变缓，说明提取 4 个因子是合适的，各因子的 Cronbach's α 系数均在 0.70 以上，符合测量学要求。"患者期望"和"职业风险"的 7 个项目没有形成预设的两个维度，而是聚合成一个因子，说明医生认为二者之间有高度的关联，患者期望越高，产生医患纠纷的可能性就越高。因此把这个维度称为"来自患者的期望和风险"，简称"患者期望与风险"，其余维度分别命名为"工作负荷"、"学习要求"和"情绪要求"。

三 组织资源量表的探索性因子分析

对组织资源量表所有项目进行 EFA，以判断各项目是否需要调整。

组织资源量表 Bartlett's 球形检验的显著性概率为 0.000，KMO 值为 0.92，样本适合做因子分析。采用主成分分析法提取因子，并进行方差最大化旋转，旋转 6 次后得到收敛的因子结构，抽取 5 个特征值大于 1 的因子，累计解释方差的 68.33%。碎石图显示，从第 5 个因子之后，曲线坡度变缓，说明提取 5 个因子是合适的。但"发展平台"项目在 3 个因子上

表5-8 工作要求量表探索性因子分析结果

量表项目	项目在各成分上的负荷值				Cronbach's α 系数
	患者期望与风险	工作负荷	学习要求	情绪要求	
道德标准	0.71	0.17	0.12	0.15	
职业风险	0.70	0.12	0.28	0.12	
医疗纠纷	0.70	0.31	0.10	0.17	
提防伤害	0.70	0.18	0.12	0.21	0.87
医患关系	0.69	0.33	0.20	0.13	
抱怨费用	0.66	0.07	0.29	0.05	
超出医学	0.65	0.15	0.20	0.24	
内容太多	0.20	0.85	0.11	0.08	
时间很长	0.27	0.79	0.01	0.13	0.85
工作量大	0.23	0.77	0.16	0.07	
很大努力	0.13	0.73	0.11	0.30	
工作要求	0.28	0.13	0.85	0.17	
病人需求	0.28	0.15	0.83	0.21	0.90
医学发展	0.26	0.09	0.81	0.25	
控制情绪	0.22	0.10	0.28	0.80	
控制自己	0.27	0.12	0.27	0.78	0.77
隐藏情绪	0.19	0.39	0.09	0.69	
总体信度值					0.91
KMO	0.91				
Bartlett's球形检验χ^2/df	64.99				
P值	0.000				
特征值	3.88	3.01	2.56	2.17	
解释方差比（%）	22.83	17.72	15.05	12.73	

的负荷均超过0.40，删除此项目后继续进行EFA，提取了5个公因子，累计解释总变异的70.67%，公因子方差均在0.50以上，各项目的最大因子负荷均符合大于0.50的要求，具体结果见表5-9。图5-2的因子分析碎石图显示，从第5个因子之后，曲线坡度变缓，说明提取5个因子是合适的。各因子的Cronbach's α系数均在0.70以上，符合测量学要求。"收入分配公平"与"制度公平"原来预设为两个维度，但在EFA中两

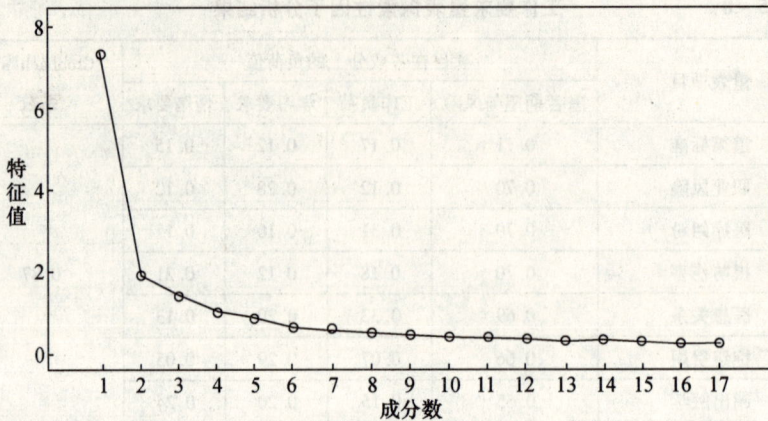

图5-1 工作要求量表因子分析碎石图

表5-9　　　　　　　　组织资源量表探索性因子分析结果

量表项目	各项目在成分上的负荷值					Cronbach's α 系数
	薪酬及制度公平	领导赏识	工作关系	职业成长	工作自主	
收入分配	0.84	0.22	0.04	0.15	0.07	
劳务报酬	0.82	0.18	-0.01	0.21	0.08	
收入付出	0.81	0.22	-0.02	0.15	0.06	
职称评聘	0.77	0.19	0.14	0.13	0.15	0.92
制度实施	0.74	0.22	0.27	0.10	0.13	
工作环境	0.69	0.13	0.30	0.20	0.19	
值班休班	0.66	0.15	0.27	0.18	0.09	
领导重视	0.30	0.82	0.21	0.19	-0.03	
工作得力	0.27	0.77	0.25	0.28	0.01	0.88
领导反馈	0.37	0.76	0.12	0.12	0.01	
同事融洽	0.05	0.08	0.87	0.11	-0.05	
领导融洽	0.20	0.33	0.77	0.13	0.04	0.83
部门合作	0.25	0.15	0.76	0.26	0.08	
自主权	0.20	-0.02	0.06	0.74	-0.09	
个人发展	0.20	0.38	0.22	0.72	0.02	0.78
业务水平	0.19	0.26	0.23	0.72	-0.01	
晋升提拔	0.33	0.43	0.17	0.54	0.05	

续表

量表项目	各项目在成分上的负荷值					Cronbach's α 系数
	薪酬及制度公平	领导赏识	工作关系	职业成长	工作自主	
医疗保险	0.14	-0.07	-0.04	0.01	0.81	
医院规定	0.13	0.10	0.10	-0.12	0.80	0.77
创新阻力	0.11	-0.01	-0.01	0.04	0.78	
总体信度值			0.92			
KMO 值	0.92					
Bartlett's 球形检验 χ^2/df	57.14					
P 值	0.000					
特征根	4.75	2.62	2.44	2.28	2.04	
解释方差比（%）	23.73	13.12	12.18	11.42	10.21	

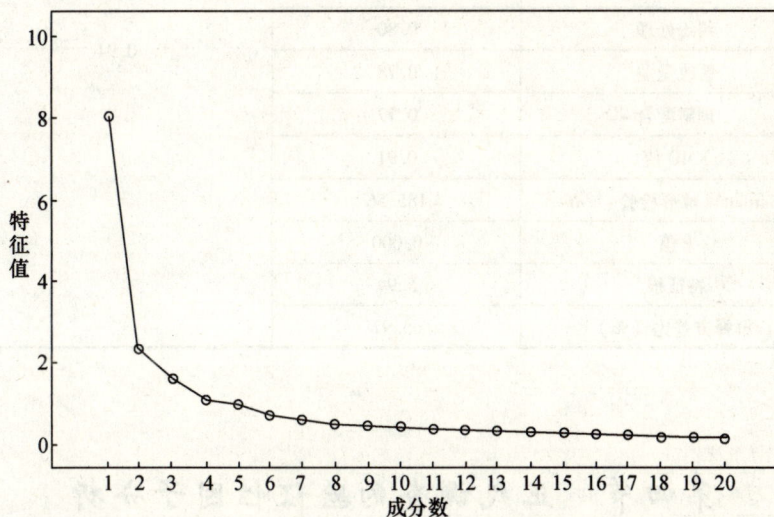

图 5-2 组织资源量表因子分析碎石图

个维度的 7 个项目聚合为一个因子，说明二者之间的高度相关，或者二者具有更深层次的共同意义，将该因子命名为"薪酬及制度公平"，将其他因子按照其含义命名为"领导赏识"、"工作关系"、"职业成长"和"工作自主"。

四 社会资源量表的探索性因子分析

对社会资源的 9 个项目进行 EFA，结果 9 个项目聚合成一个因子，解释总变异的 65.97%，各项目的因子负荷均符合大于 0.50 的要求，具体结果见表 5 - 10。量表的 Cronbach's α 为 0.94。

表 5 - 10　　　　　社会资源量表的探索性因子分析结果

量表项目	因子负荷值	Cronbach's α 系数
患者尊重	0.85	
社会舆论	0.83	
患者信任	0.83	
政府保护	0.82	
社会地位	0.82	
社会尊重	0.82	
纠纷处理	0.80	
医改受益	0.78	0.94
理解配合	0.77	
KMO 值	0.91	
Bartlett's 球形检验 χ^2/df	185.56	
P 值	0.000	
特征根	5.94	
解释方差比（%）	65.97	

第四节　正式调查的验证性因子分析

一 本书采用的结构方程模型评价指标

采用结构方程模型（Structural Equation Modeling，SEM）和正式调查样本 2 进行验证性因子分析（Confirmatory Factor Analysis，CFA），验证 EFA 得出的测量模型结构是否与实际数据适配。在验证研究假设时，还要进行结构模型的验证，不管是测量模型还是结构模型，模型参数估计后，都要对其进行评价。有关模型适配度的评价有许多不同观点，但学者巴顾兹（Bagozzi，1988）的观点较为全面，他们认为假设模型与实际数据是否契合，应同时考虑下列三个问题：基本适配度指标、整体模型适配度指标和模型内在结构适配度指标[①]。基本适配度指标即参数的合理性检验，整体模型适配度指标是对模型外在质量的检验，模型内在结构适配度的程度表示测量模型的信度及效度，是对模型内在质量的检验。学者Diamantopoulos 与 Siguaw（2000）认为，SEM 的评估要从四个方面考虑：整体适配度评估（overall fit assessment）、测量模型的评估（assessment of measurement model）、结构模型的评估（assessment of structural model）、统计检验力的评估（power assessment）。[②]

（一）基本适配度指标

在进行整体适配度估计之前，研究者需要先检验模型是否违反估计，只有该检验通过，才能进行另外的评价。模型中所有待估计的参数均需进行检验，评价其意义及合理性，主要内容是进行参数的显著性检验和合理性检验。

SEM 参数合理性检验是指参数的估计值是否恰当，是否有合理的实际意义。如参数符号是否符合相关理论和经验法则，参数的取值范围是否合理，参数是否可以得到合理的解释等，如果发现不合理之处，则需对模型进行修正。Bagozzi 和 Yi（1988）在验证模型基本适配度方面提出以下准则：[③]

1. 估计参数不能出现负的误差方差（negative error variances），实际情境的误差方差越小越好，其最小值为 0，表示没有测量误差，如果出现负数表示违反估计。

2. 所有误差变异必须达到显著水平（t 值 >1.96）。

3. 潜变量与其测量指标间的因素负荷量值，最好介于 0.50—0.95。

4. 估计参数统计量彼此间相关的绝对值不能超过或太接近 1。

5. 出现非常大或极端小的标准误，如标准误接近 0，造成相关参数的检验统计无法被定义；相对的，非常大的标准误表示指标参数无法被

①　Bagozzi, R. P., Yi Y., On the evaluation of structural equation models, *Journal of the Academy of Marketing Science*, Vol. 16, No. 1, 1988, pp. 74 – 94.

②　Diamantopoulos, A., Siguaw, J. A., *Introducing LISREL: A guide for the uninitiated*, 2000.

③　Bagozzi, R. P., Yi, Y., On the evaluation of structural equation models, *Journal of the Academy of Marketing Science*, Vol. 16, No. 1, 1988, pp. 74 – 94.

确定。

如果模型检验结果没有出现违规估计现象，则可以进行整体模型适配度的检验。当违反这几项标准时，表示模型可能有序列误差、识别问题或数据输入错误。

（二）整体模型适配度检验（模型外在质量的评估）①②

一般而言，整体模型适配度采用的指标及评价标准可以参见表5–11。

表5–11　结构方程模型整体模型适配度的评价指标及其评价标准

统计检验量	适配的标准或临界值	说明
绝对适配度指标		
χ^2 值	显著性概率 $P>0.05$（未达显著水平）	对样本总体多变量正态性和样本大小特别敏感，样本越大，模型遭拒概率越大。适用于多组模型比较，如嵌套模型、等同模型。
GFI 值	>0.90 以上	
AGFI 值	>0.90 以上	
RMR 值	<0.05	未标准化
SRMR 值	<0.05	介于 0 到 1 之间
RMSEA 值	<0.05（适配良好）<0.08（适配合理）0.08 < RMSEA < 0.10，普通适配	惩罚复杂模型。比较稳定，不易受样本规模影响，但小样本中有高估现象。
ECVI 值	理论模型 ECVI 值小于独立模型，且小于饱和模型 ECVI 值	可用于不同模型的比较，ECVI 值越小越好。
NCP 值	NCP 值越小表示模型较优，90% 置信区间包含 0	可用于不同模型的比较。
增值适配度指标		
NFI 值	>0.90 以上	评价不同模型时精确稳定，比较嵌套模型特别有用

① 吴明隆：《结构方程模型——AMOS 的操作与应用》，重庆大学出版社 2010 年版，第 52 页。

② 易丹辉：《结构方程模型：方法与应用》，中国人民大学出版社 2008 年版，第 127 页。

续表

统计检验量	适配的标准或临界值	说明
TLI 值	>0.90 以上	用最大似然估计评价较好,最小二乘较差,可以比较嵌套模型
CFI 值	>0.90 以上	用最大似然估计评价较好,最小二乘较差,可以比较嵌套模型。小样本中仍然稳定。
RFI 值	>0.90 以上	
IFI 值	>0.90 以上	
简约适配度指标		
PGFI 值	>0.50 以上	惩罚复杂模型
PNFI 值	>0.50 以上	自由度不同的模型比较时,差值在 0.06—0.09 间,视模型间有真实差异存在。惩罚复杂模型
CN 值	>200	表示在统计检验的基础上,接受虚无模型的最大样本数。
NC 值（χ^2 自由度比值,规范卡方）	1<NC<3,表示模型有简约适配度,NC>5,表示模型需要修正	对样本总体多变量正态性和样本大小特别敏感,不适合小样本数据实用。多组模型比较特别有用。
AIC	理论模型 AIC 值小于独立模型,且小于饱和模型 AIC 值	越接近 0 表示模型契合度高且模型越简约。可用于多模型选择。样本大于 200 且数据要符合多变量正态分布
CAIC	理论模型 CAIC 值小于独立模型,且小于饱和模型 CAIC 值	越小表示模型契合度高且模型越简约。可用于多模型选择。样本大于 200 且数据要符合多变量正态分布。

　　由于判断假设模型与观察数据是否适配的指标很多,不同适配指标的评估可能对模型支持与否不一致,而且不同指标反映不同的模型计量特征,研究者应根据多元原则:在假设模型的检验上,没有单一指标可以作为唯一明确的标准,一个理想化的适配指标是不存在的。研究者应从表5-11 的指标中,根据理论架构和假设模型挑选几项最有关联的指标,并辅以测量模型和结构模型适配度的评估,综合判断假设模型与观察数据是否契合。在 SEM 实务中,主要应从卡方值大小、显著性及 RMSEA 值、ECVI 值、SRMR 值、GFI 值和 CFI 值等适配指标,作为判断模型整体适配程度的依据。

（三）结构方程模型内在适配度指标检验①

内在适配度评价包括两个方面：一是测量模型的评价，关注测量变量是否反映其对应的潜变量，目标在于了解潜在结构的效度与信度；二是结构模型的评价，评价理论建构阶段所提出的因果关系是否成立。SEM 内在适配度检验项目与标准见表 5－12。

表 5－12　　　　　结构方程模型内在适配度检验项目与标准

评价项目	适配的标准
所估计的参数均达到显著水平	t 绝对值 >1.96，符号与期望的相符
指标变量个别项目的信度高于 0.50	$R^2 > 0.50$
潜变量的平均方差抽取大于 0.50	$\rho_v > 0.50$
潜变量的组合信度大于 0.60	$\rho_c > 0.60$
标准化残差的绝对值小于 2.58	标准化残差的绝对值小于 2.58
修正指数小于 3.84	$MI < 3.84$

二　工作要求量表的验证性因子分析

利用样本 2 对工作要求量表 EFA 的结果进行验证，鉴于工作要求各维度之间并非独立，因此建立一阶多因素斜交模型如图 5－3－a 所示，计算结果显示该模型可收敛识别。模型适配指标中，$\chi^2/df = 6.67$，RMR ＝ 0.06，SRMR ＝ 0.05，AGFI ＝ 0.87，RFI ＝ 0.89，尚达不到可接受的适配标准，提示模型需要修正。多个修正指数大于 5，根据测量指标间的概念关联，释放测量误差之间的共变关系，得到如图 5－3－b 所示的良好拟合模型，拟合指标见表 5－14。由表可知，模型基本适配检验均符合良好标准，表明模型界定没有违反模型识别规则。模型内在质量检验数据见表 5－15，所有参数均达到显著水平，各项目的信度值多数在 0.5 以上，维度的组合信度均大于 0.60，平均变异抽取度均在 0.46 以上。整体而言，模型的内在质量较为理想。表 5－16 显示工作要求各维度相关系数在 0.31—0.62 之间，表明假设的多因素斜交模型是合理的。

① 吴明隆：《结构方程模型——AMOS 的操作与应用》，重庆大学出版社 2010 年版，第 57 页。

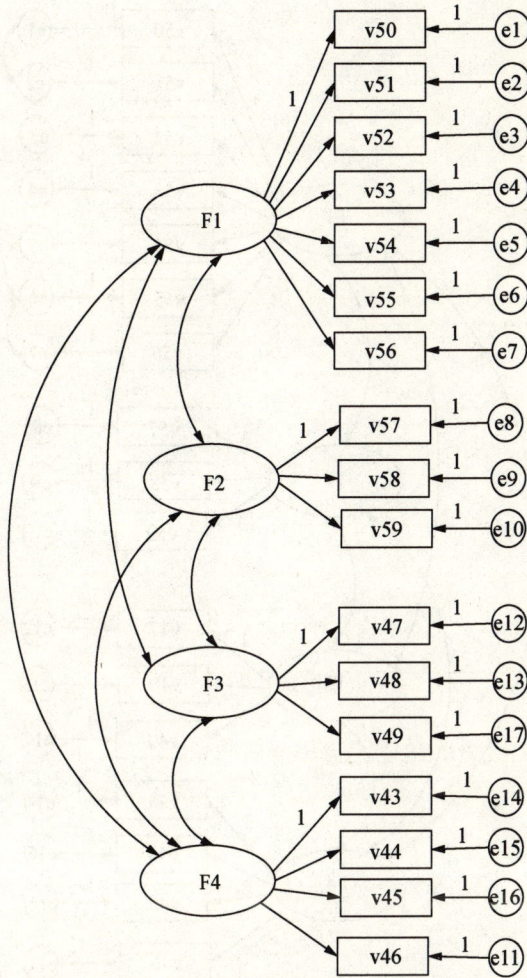

图 5 - 3 - a　工作要求量表 CFA 假设模型

表 5 - 13　　模型 5 - 3 - a、5 - 3 - b 的基本适配度检验摘要

评价项目	检验结果数据	模型适配判断
是否存在负的误差变异量（值为 1 - 信度系数）	0.36—0.80	是
因素负荷值是否介于 0.50—0.95 之间	0.60—0.89	是
是否具有很大的标准误	0.03—0.08	是

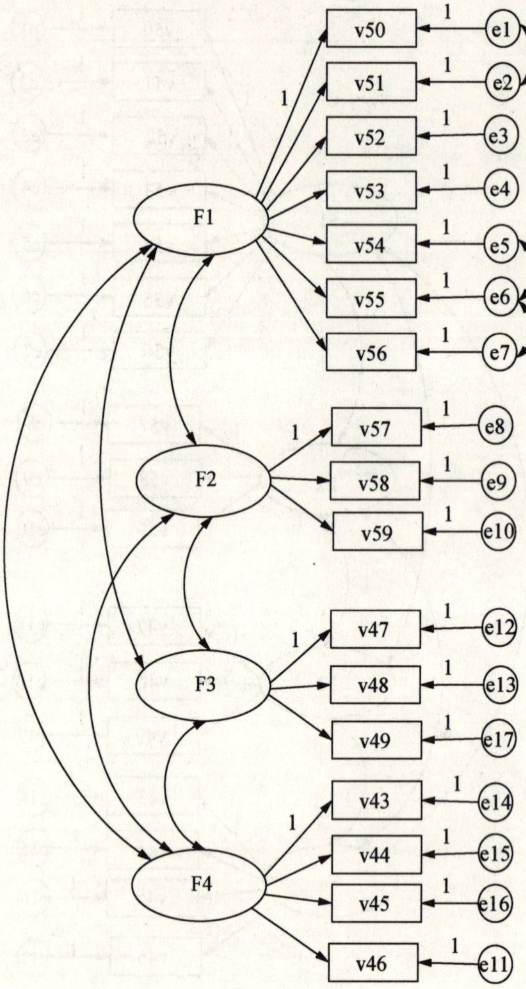

图 5 - 3 - b　工作要求量表 CFA 修正模型

表 5 - 14　　模型 5 - 3 - a、5 - 3 - b 的整体模型适配度检验摘要

模型	χ^2/df	RMR	SRMR	GFI	AGFI	RFI	CFI	RMSEA	PNFI	PCFI
适配标准	<5	<0.05	<0.05	>0.90	>0.90	>0.90	>0.90	<0.05	>0.50	>0.50
模型 5 - 3 - a 结果	6.67	0.06	0.05	0.91	0.87	0.89	0.92	0.08	0.76	0.76
适配判断	否	否	否	是	否	否	是	合理	是	是
模型 5 - 3 - b 结果	2.96	0.04	0.04	0.97	0.95	0.95	0.98	0.04	0.71	0.72
适配判断	是	是	是	是	是	是	是	是	是	是

表 5 - 15　　　　　　　　　　**工作要求量表验证性因子分析结果**

维度	测量条款	非标化参数估计	标化参数估计	S. E.	C. R.	P值	信度系数	组合信度	平均变异提取量
F1 患者期望与风险	v50 超出医学	1.00	0.62				0.38	0.86	0.47
	v51 道德标准	1.15	0.66	0.06	18.83	0.000	0.44		
	v52 抱怨费用	1.09	0.66	0.07	16.75	0.000	0.44		
	v53 职业风险	1.13	0.74	0.06	17.89	0.000	0.55		
	v54 提防伤害	1.18	0.68	0.07	16.63	0.000	0.46		
	v55 医疗纠纷	1.29	0.71	0.08	17.02	0.000	0.50		
	v56 医患关系	1.34	0.70	0.08	16.92	0.000	0.49		
F2 学习要求	v57 工作要求	1.00	0.87				0.75	0.89	0.74
	v58 病人需求	1.06	0.89	0.03	35.11	0.000	0.80		
	v59 医学发展	0.84	0.81	0.03	30.77	0.000	0.66		
F3 情绪要求	v47 隐藏情绪	1.00	0.60				0.36	0.76	0.52
	v48 控制情绪	1.05	0.81	0.06	16.53	0.000	0.65		
	v49 控制自己	1.05	0.74	0.06	16.28	0.000	0.55		
F4 工作负荷	v43 工作量大	1.00	0.78				0.60	0.85	0.59
	v44 内容太多	1.12	0.84	0.04	26.16	0.000	0.71		
	v45 时间很长	0.98	0.77	0.04	23.56	0.000	0.59		
	v46 很大努力	0.88	0.68	0.04	20.44	0.000	0.46		

表 5 - 16　　　　　　　　**工作要求各因子间的相关矩阵**

变量	非标化参数估计值	S. E.	C. R.	P值	标化参数估计值
患者期望与风险—学习要求	0.29	0.02	12.28	0.000	0.62
学习要求—情绪要求	0.31	0.03	11.25	0.000	0.59
情绪要求—工作负荷	0.24	0.03	7.41	0.000	0.38
患者期望与风险—情绪要求	0.26	0.03	10.24	0.000	0.62
患者期望与风险—工作负荷	0.31	0.03	11.08	0.000	0.55
学习要求—工作负荷	0.22	0.03	8.13	0.000	0.31

三　组织资源量表的验证性因子分析

利用样本 2 对组织资源量表 EFA 的结果进行验证,鉴于组织资源各维度之间也并非独立,因此建立一阶多因素斜交模型,如图 5 - 4 - a 所示。计算结果显示，该模型可收敛识别。模型整体适配指标中，$\chi^2/df =$ 5.63，RMR = 0.06，SRMR = 0.05，AGFI = 0.87，尚达不到可接受的适配标准，提示模型需要修正。F4 与 F5 之间的相关无统计学意义，因此去掉二者之间的共变关系。多个修正指数大于 5，根据测量指标间的内涵关联，释放测量误差之间的共变关系。经多次修正，得到如图 5 - 4 - b 所示的良好拟合模型，两个模型拟合指标见表 5 - 18。表 5 - 18 显示，模型基

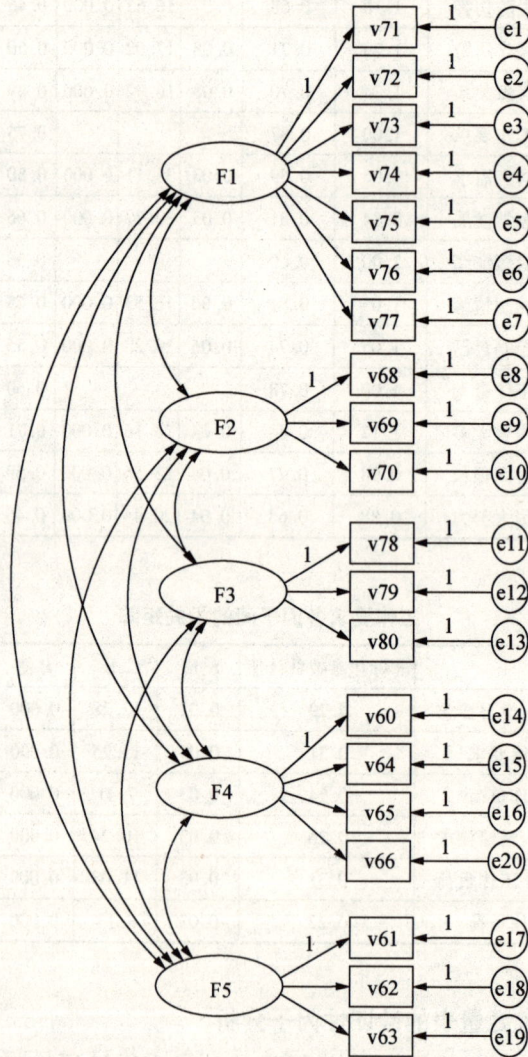

图 5 - 4 - a　组织资源量表 CFA 假设模型

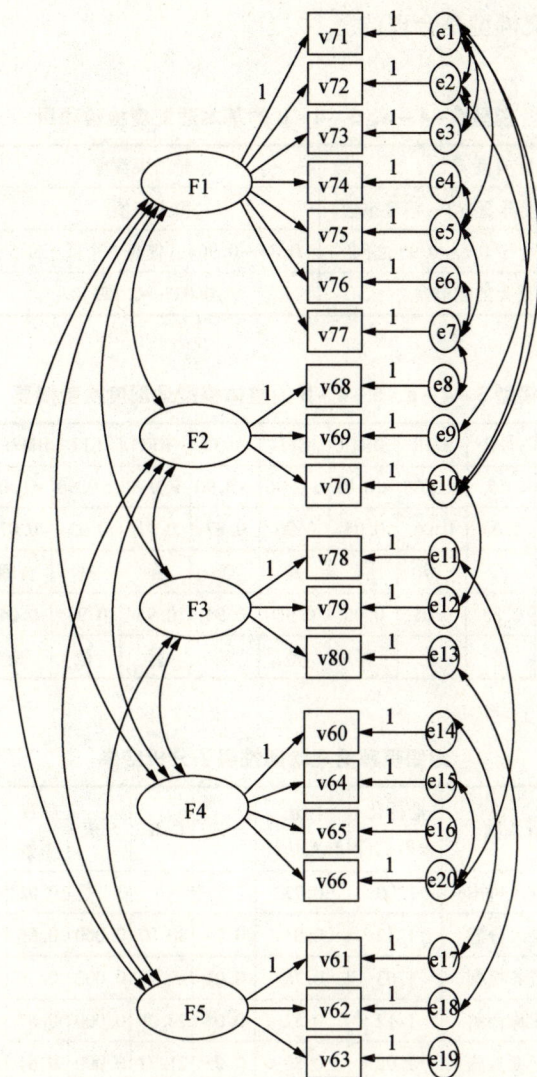

图5-4-b 组织资源量表 CFA 修正模型

本适配检验均符合良好标准,表明模型界定没有违反模型识别规则。模型内在质量检验数据见表5-19,所有参数均达到显著水平,项目信度值除3个项目外,其余在0.5以上,各维度的组合信度均大于0.60,平均变异抽取度均在0.5以上。整体而言,模型的内在质量较为理想。表5-20显示工作要求各维度相关系数在0.09—0.68之间,有统计学意义,表明假设的多因素斜交模型是合理的。

表 5 - 17　　　　模型 5 - 4 - a、5 - 4 - b 的基本适配度检验项目

评价项目	检验结果数据	模型适配判断
是否存在负的误差变异量（1 - 信度系数）	均为正值	是
因素负荷值是否介于 0.5—0.95 之间	0.44—0.904，仅有 1 个低于 0.5	是
是否具有很大的标准误	0.037—0.137	是

表 5 - 18　　　　模型 5 - 4 - a、5 - 4 - b 的整体模型适配度检验摘要

模型	χ^2/df	RMR	SRMR	GFI	AGFI	RFI	CFI	RMSEA	PNFI	PCFI
适配标准	<5	<0.05	<0.05	>0.90	>0.90	>0.90	>0.90	<0.05	>0.50	>0.50
模型 5 - 4 - a 结果	5.63	0.06	0.05	0.90	0.87	0.91	0.93	0.07	0.78	0.79
适配判断	否	否	否	是	否	是	是	合理	是	是
模型 5 - 4 - b 结果	2.88	0.05	0.05	0.96	0.94	0.95	0.98	0.04	0.74	0.75
适配判断	是	是	是	是	是	是	是	是	是	是

表 5 - 19　　　　　　　　组织资源量表验证性因子分析结果

	测量条款	非标化参数估计	标化参数估计	S. E.	C. R.	P 值	信度系数	组合信度	平均变异提取量
F1 薪酬及 制度公平	v71 收入付出	1.00	0.72				0.52	0.91	0.59
	v72 收入分配	1.12	0.81	0.04	30.07	0.000	0.66		
	v73 劳务报酬	1.03	0.76	0.04	29.48	0.000	0.58		
	v74 职称评聘	1.12	0.82	0.05	23.39	0.000	0.67		
	v75 制度实施	1.02	0.80	0.05	21.71	0.000	0.64		
	v76 值班休班	0.99	0.70	0.05	20.17	0.000	0.49		
	v77 工作环境	0.96	0.73	0.05	20.89	0.000	0.54		
F2 领导赏识	v68. 工作得力	1.00	0.86				0.73	0.89	0.72
	v69 领导重视	1.02	0.90	0.03	35.45	0.000	0.82		
	v70 领导反馈	0.94	0.78	0.03	28.55	0.000	0.61		
F3 工作关系	v78 同事融洽	1.00	0.73				0.54	0.83	0.62
	v79 领导融洽	1.27	0.85	0.05	23.78	0.000	0.73		
	v80 部门合作	1.20	0.77	0.06	21.69	0.000	0.60		

续表

	测量条款	非标化参数估计	标化参数估计	S. E.	C. R.	P 值	信度系数	组合信度	平均变异提取量
F4 职业成长	v60 自主权	1.00	0.44				0.19		
	v64 业务水平	1.41	0.73	0.11	12.63	0.000	0.53	0.80	0.51
	v65 个人发展	1.69	0.82	0.13	13.50	0.000	0.68		
	v66 晋升提拔	1.77	0.80	0.14	12.99	0.000	0.64		
F5 工作自主	v61 医院规定	1.00	0.81				0.66		
	v62 医疗保险	1.00	0.79	0.05	19.97	0.000	0.62	0.80	0.57
	v63 创新阻力	0.80	0.66	0.04	18.27	0.000	0.44		

表 5-20　　　　　组织资源量表下各维度间的相关矩阵

	非标化参数估计值	S. E.	C. R.	P 值	标化参数估计值
薪酬及制度公平—工作关系	0.25	0.02	10.64	0.000	0.47
薪酬及制度公平—领导赏识	0.54	0.04	14.18	0.000	0.70
领导赏识—工作自主	0.08	0.02	3.22	0.001	0.10
领导赏识—职业成长	0.30	0.03	10.50	0.000	0.68
领导赏识—工作关系	0.27	0.02	11.65	0.000	0.51
工作关系—职业成长	0.17	0.02	9.44	0.000	0.57
薪酬及制度公平—职业成长	0.26	0.03	9.72	0.000	0.61
薪酬及制度公平—工作自主	0.23	0.03	8.23	0.000	0.30
工作关系—工作自主	0.05	0.02	2.55	0.011	0.09

四　社会资源量表的验证性因子分析

利用样本 2 对社会资源量表 EFA 的结果进行验证。EFA 中，社会资源量表 9 个项目聚合为一个因子，因此建立一阶单因素模型如图 5-5-a 所示。计算结果显示，该模型可收敛识别。模型整体适配指标中，$\chi^2/df =$ 41.08，RMR = 0.09，SRMR = 0.07，AGFI = 0.62，达不到可接受的适配标准，提示模型需要修正。多个修正指数大于 5，根据测量指标间的内涵关联，释放测量误差之间的共变关系，经多次修正，得到如图 5-5-b 所示的良好拟合模型，两个模型拟合指标见表 5-22。表 5-22 显示，模型基

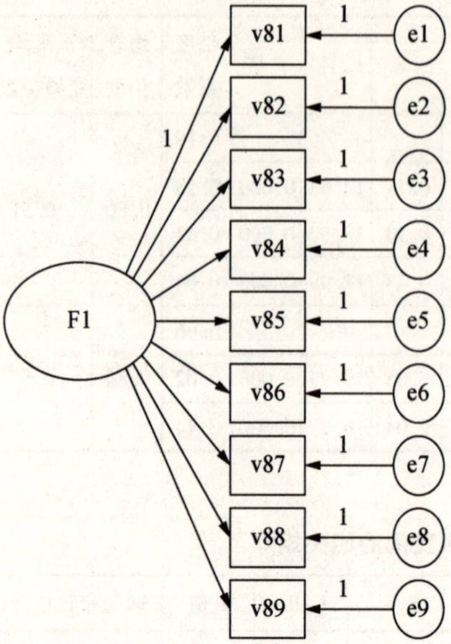

图 5 – 5 – a　社会资源量表
CFA 假设模型

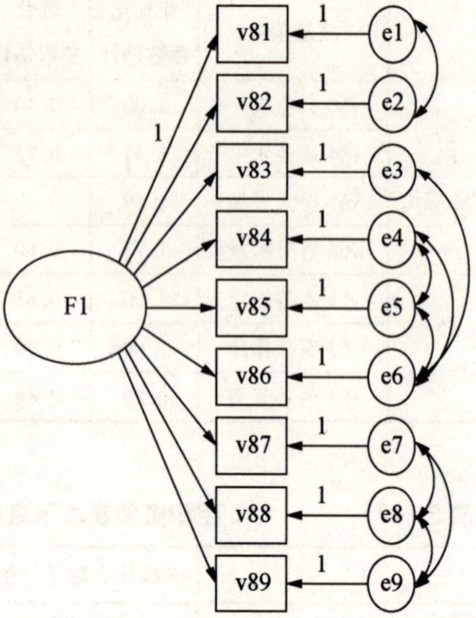

图 5 – 5 – b　社会资源量表
CFA 修正模型

表 5 – 21　　　　　　　　结构方程模型基本适配度检验项目

评价项目	检验结果数据	模型适配判断
是否存在负的误差变异量（1－信度系数）	均为正值	是
因素负荷值是否介于 0.5—0.95 之间	0.67—0.84	是
是否具有很大的标准误	0.03—0.04	是

表 5 – 22　　　　模型 5 – 5 – a、5 – 5 – b 的整体模型适配度检验摘要

模型	χ^2/df	RMR	SRMR	GFI	AGFI	RFI	CFI	RMSEA	PNFI	PCFI
适配标准	<5	<0.05	<0.05	>0.90	>0.90	>0.90	>0.90	<0.05	>0.50	>0.50
模型 5 – 5 – a 结果	41.08	0.09	0.07	0.77	0.62	0.77	0.83	0.20	0.62	0.62
适配判断	否	否	否	否	否	否	否	否	是	是
模型 5 – 5 – b 结果	2.76	0.02	0.02	0.99	0.97	0.99	0.99	0.04	0.52	0.53
适配判断	是	是	是	是	是	是	是	是	是	是

本适配检验均符合良好标准，表明模型界定没有违反模型识别规则。模型5 – 5 – b 内在质量检验数据见表5 – 23，所有参数均达到显著水平；项目信度值有2个项目稍低于0.5，其余在0.5以上；组合信度大于0.60，变异抽取度均在0.5以上。整体而言，模型的内在质量较为理想。

表5 –23　　　　　　　　社会资源量表验证性因子分析结果

量表	测量条款	非标化参数估计	标化参数估计	S. E.	C. R.	P 值	信度系数	组合信度	平均变异提取量
社会资源	v81 社会尊重	1.00	0.75	0.03	31.17	0.000	0.56	0.92	0.56
	v82 社会地位	1.02	0.79	0.04	25.27	0.000	0.62		
	v83 社会舆论	1.09	0.84	0.04	20.20	0.000	0.71		
	v84 理解配合	0.78	0.67	0.04	22.29	0.000	0.45		
	v85 患者信任	0.83	0.73	0.04	23.08	0.000	0.54		
	v86 患者尊重	0.92	0.79	0.04	21.00	0.000	0.62		
	v87 医改受益	0.89	0.69	0.04	22.08	0.000	0.48		
	v88 政府保护	0.97	0.73	0.04	21.79	0.000	0.53		
	v89 纠纷处理	0.96	0.72	0.03	31.17	0.000	0.52		

第五节　职业承诺的描述性分析

一　职业承诺的总体描述性分析

（一）职业承诺量表各项目的描述性分析

由表5 – 24可见，6个项目平均得分在2.7—3.6之间，说明被试的平均职业承诺处于中等水平。其中，"医生乐趣"和"自豪感"两个项目得分最高，"医生是个很好的职业选择"得分最低，被试虽然对工作本身带来的意义较为肯定，但考虑到作为一个职业的选择，可能是由于目前的外部执业环境不乐观，还是给出了较低的评价。

表 5 – 24　　　　　　　　职业承诺量表项目得分的描述统计

项目	n	极小值	极大值	均值	标准差
	统计量（个）	统计量	统计量	统计量	统计量
职业明智	1910	0	6	3.3	2.1
职业前途	1910	0	6	3.3	2.0
医生乐趣	1910	0	6	3.6	1.9
自豪感	1910	0	6	3.6	1.8
重新选择	1910	0	6	3.0	2.3
很好选择	1910	0	6	2.7	2.2

（二）职业承诺的得分分布

表 5 – 25 是各项目的得分分布。"从不"、"极少"和"偶尔"，反映的是对职业承诺较低的状态，将上述项目选择比例加总。医生对"医生乐趣"和"自豪感"的认同稍高于其他项目，而"坚持职业选择"和"医生是好职业"认可最低。有 42.8% 的医生表示如有机会，不会再选择从医，48.8% 的医生不认为在中国做医生是个好职业。

表 5 – 25　　　　　　　　职业承诺各项目得分分布　　　　　　（单位：%）

项目	0 从不	1 极少	2 偶尔	3 有时	4 经常	5 频繁	6 总是	0+1+2	4+5+6
职业明智	13.8	10.0	11.3	17.8	14.4	6.5	26.1	35.1	47.0
职业前途	12.5	11.0	12.0	18.1	15.9	6.8	23.8	35.5	46.5
医生乐趣	7.9	8.5	11.0	19.5	21.0	10.8	21.4	27.4	53.2
自豪感	7.1	8.4	11.7	20.8	19.5	10.3	22.2	27.2	52.0
重新选择	23.3	11.4	8.1	14.5	11.8	7.8	23.0	42.8	42.6
很好选择	24.0	13.3	11.5	14.6	11.8	7.9	16.7	48.8	36.4

（三）职业承诺量表得分的分布

将职业承诺 6 个项目得分加总并除以项目数，得到医生职业承诺得分，根据量表项目描述和计分办法，规定得分 [0, 1) 为承诺极低，得分 [1, 3) 为承诺较低，得分 [3, 5) 为承诺中等，得分 [5, 6] 为承诺高。职业承诺总体得分均值为3.2。有43.8%的医生处于职业承诺低迷状态，33.6%的医生处于中等承诺状态，仅有22.6%的医生表现出对职业的高度热爱，说明目前多数医生对自己的职业缺乏热情和认可。

表5-26　　　　　　　　　职业承诺总体水平及分布

变量	均值±标准差	承诺极低（%）	承诺较低（%）	承诺中等（%）	承诺高（%）
职业承诺	3.2±1.8	202（10.6）	634（33.2）	642（33.6）	432（22.6）

二　职业承诺重点人群的界定

本书依次对性别、年龄、工作年限、专业技术职务、行政职务、受教育程度、月平均收入、所在科室、聘用形式和所在医院级别10项人口学特征的医生职业承诺得分进行单因素比较，方法包括 t 检验和 F 检验，两两比较使用 LSD 法。其中，在性别和所在医院级别两个变量分组中，职业承诺水平的差异无统计学意义，比较不同级别医院及不同性别的医生，他们对职业的感情并没有差异。在其余8项人口学变量上，组间差异均有统计学意义。

（一）不同职业阶段医生的职业承诺比较

大量研究发现职业阶段对职业态度和心理有影响[1][2]，现有文献对职业阶段的划分通常按照年龄和入职时间两个标志[3]。年龄、工作年限和专业技术职务这三个变量是医生处于不同职业阶段的标志。按照我国目前医生的成长历程，一个大学本科毕业的医学院学生，需在医院实习一年后才能做住院医师，过5—6年后升为主治医师，才能独立为病人诊治；由主治医师到副主任医师又需要5—10年的时间。因此，本书按照入职时间5年及以下、6—15年、16年及以上将医生职业历程划分为职业早期、职业

[1] Cohen, A., Career stage as a moderator of the relationships between organizational commitment and its outcomes: A meta - analysis, *Journal of Occupational Psychology*, Vol. 64, No. 3, 1991, pp. 253 - 268.

[2] Lynn, S. A., Cao, L. T., Horn, B. C., The influence of career stage on the work attitudes of male and female accounting professionals, *Journal of Organizational Behavior*, Vol. 17, No. 2, 1996, pp. 135 - 149.

[3] Smart, R., Peterson, C., Super's career stages and the decision to change careers, *Journal of Vocational Behavior*, Vol. 51, No. 3, 1997, pp. 358 - 374.

中期和职业晚期。在这三个时间段，医生相应要经历新手、熟手和专家三个职业阶段。由表5-27可见，新手期医生（入职时间在5年及以下，未定职称者）职业承诺水平高于熟手期医生（入职6—15年，初、中级职称），而专家期医生（入职16年及以上，副高级以上职称）的职业承诺水平高于新手期和熟手期医生，熟手期的医生职业承诺得分最低。这个阶段的医生承担工作量大、压力大、收入低，正处于事业的爬坡期，同时还承担着较大的家庭责任和经济压力，多重压力和角色冲突透支了他们对职业的情感。因此这个阶段的医生需要重点关注，应采取有效措施帮助他们应对压力，早日走出职业承诺低迷期。

不同受教育程度的医生职业承诺差异有统计学意义。具有硕士和博士学位的医生职业承诺得分低于学位为本科及以下的医生，具有博士学位的医生，职业承诺得分比中专及以下的医生低0.5分。分析认为，高学历层次医生的自我成就动机更强，外界也对他们有更高的要求，因此他们可能承担更多的压力，期望与现实的差距更大，这些因素可能降低了他们对职业的自我认知和评价。

表5-27　　　　　　　　　　不同职业阶段医生的职业承诺比较

年龄	职业承诺得分	工作年限	职业承诺得分	专业技术职务	职业承诺得分	受教育程度	职业承诺得分
25岁及以下	3.5±1.8	≤5年	3.2±1.7	未定职称	3.4±1.8	中专及以下	3.2±1.9
26—30岁	3.1±1.8	6—10年	3.0±1.8	住院医师	3.0±1.7	大专	3.3±1.9
31—35岁	3.1±1.7	11—15年	3.0±1.7	主治医师	3.2±1.8	本科	3.3±1.7
36—40岁	3.2±1.7	16—20年	3.3±1.7	副主任医师	3.4±1.7	硕士	3.0±1.6
41—45岁	3.4±1.7	21—25年	3.6±1.8	主任医师	3.7±1.6	博士	2.8±1.7
46—50岁	3.4±1.8	26—30年	3.5±1.8				
51岁及以上	3.9±1.8	≥31年	3.9±1.8				
F值	5.45***	F值	5.68***	F值	5.29***	F值	2.86*

注：*$P<0.05$，**$P<0.01$，***$P<0.001$（双侧）。

（二）不同职业环境分组的比较

当前公立医院行政管理人员多数是技术岗位出身。调查的1910名医生中，有 354 人担任不同层次的行政职务。总体来看，与不担任行政职务者相比，担任行政职务者职业承诺得分更高（$t = 5.96$，$P < 0.05$）。而在担任行政职务者内部，由于部分职务的样本较少，均数比较无统计学意义，但职业承诺得分有一个有趣现象，在院级、行政科室和业务科室各个层次，副职均低于正职。

不同科室的医生职业承诺得分差异有统计学意义。内科、儿科、急诊科和麻醉科医生的职业承诺低于总体均值 3.2 分的水平，外科、五官科、保健科医生处于中等水平，而中医科和医技科室职业承诺水平较高，尤其是中医科，得分为 4.0 分。在内科、外科、妇产科这些大科室中，内科医生得分最低。

不同收入分组之间得分差异有统计学意义。收入越高，职业承诺得分越高，显示高收入可以增加职业的吸引力。从聘用形式看，正式聘用（即有编制者）的职业承诺比招聘者低，这个发现也值得关注。

表 5 – 28　　按行政职务、所在科室、月收入分组间的职业承诺水平比较

行政职务	职业承诺得分	所在科室	职业承诺得分	月平均收入（元）	职业承诺得分
无行政职务	3.2 ± 1.8	内科	2.9 ± 1.7	低于 1000	3.1 ± 1.8
院长	3.5 ± 1.7	外科	3.3 ± 1.7	1001—2000	3.1 ± 1.8
副院长	2.3 ± 1.5	妇产科	3.4 ± 2.0	2001—3000	3.2 ± 1.8
科长	3.9 ± 1.6	儿科	2.7 ± 1.5	3001—4000	3.4 ± 1.7
副科长	3.2 ± 1.7	五官科	3.4 ± 1.7	4001—5000	3.5 ± 1.6
科主任	3.6 ± 1.7	中医科	4.0 ± 1.4	5000 以上	3.6 ± 1.5
科副主任	3.4 ± 1.6	急诊科	2.7 ± 1.7	F 值	2.88 *
其他	3.1 ± 1.8	麻醉科	2.9 ± 1.7	聘用形式	
		保健科	3.4 ± 1.7	正式在编	3.2 ± 1.8
		医技科室	3.6 ± 1.8	招聘人员	3.6 ± 1.7
		其他	3.3 ± 1.8	其他	2.9 ± 1.8
F 值	2.89 **	F 值	4.84 ***	F 值	11.57 ***

注：* $P < 0.05$，** $P < 0.01$，*** $P < 0.001$（双侧）。

第六节　各自变量描述性分析

一　工作要求现状分析

(一) 工作要求量表项目的描述性分析

由表5-29可见，17个项目平均得分在3.1—4.4之间，得分均超过"3"的中间水平，说明被试对"高工作要求"的职业特点具有一致认同。4个维度的得分从高到低依次是：学习要求 (4.3分)、患者期望与风险 (4.0分)、情绪要求 (4.0分) 和工作负荷 (3.2分)。得分说明，"终身学习"的职业特点受到被试的高度认同；同时，来自患者的要求、与患者沟通中的要求已超过工作本身的负荷，这也十分符合当前中国医疗领域的现实情况，说明公立医院医生的主要压力源从传统的"劳累"型变为"风险—劳累"型。

表5-29　　　　　　　　　工作要求量表项目描述性统计

维度	项目	n	极小值	极大值	均值	标准差
		统计量	统计量	统计量	统计量	统计量
F1 患者 期望 与风险	超出医学	1910	1	5	4.1	1.0
	道德标准	1910	1	5	3.9	1.0
	抱怨费用	1910	1	5	4.1	1.0
	职业风险	1910	1	5	4.3	0.9
	提防伤害	1910	1	5	3.9	1.0
	医疗纠纷	1910	1	5	3.9	1.1
	医患关系	1910	1	5	3.8	1.1
	维度得分	1910	1	5	4.0	0.8
F2 学习 要求	工作要求	1910	1	5	4.3	0.9
	病人需求	1910	1	5	4.2	0.9
	医学发展	1910	1	5	4.4	0.8
	维度得分	1910	1	5	4.3	0.8
F3 情绪 要求	隐藏情绪	1910	1	5	3.7	1.2
	控制情绪	1910	1	5	4.2	0.9
	控制自己	1910	1	5	4.1	1.0
	维度得分	1910	1	5	4.0	0.9

续表

维度	项目	n	极小值	极大值	均值	标准差
		统计量	统计量	统计量	统计量	统计量
F4 工作 负荷	工作量大	1910	1	5	3.4	1.2
	内容太多	1910	1	5	3.1	1.2
	时间很长	1910	1	5	3.2	1.2
	很大努力	1910	1	5	3.2	1.2
	维度得分	1910	1	5	3.2	1.0

（二）人口统计学变量对工作要求各维度的影响和检验

1. 性别。按性别将样本分为两组，进行独立样本 t 检验，检验性别对工作要求各维度得分的影响。由表 5 – 30 可见，男性和女性在"工作负荷"维度上稍有差异，有统计学意义（$t = 2.91$，$P = 0.004$），在其他维度得分无统计学差异。

表 5 – 30　　　　　　　　不同性别工作要求得分比较

性别	患者期望与风险		学习要求		情绪要求		工作负荷	
	均值	标准差	均值	标准差	均值	标准差	均值	标准差
男	4.0	0.8	4.3	0.8	4.0	0.9	3.3	1.0
女	4.0	0.8	4.3	0.8	4.0	0.9	3.2	1.0
t 值	1.46		– 1.18		– 0.77		2.91	
P 值（双侧）	0.15		0.24		0.44		0.00	

2. 年龄。按年龄将样本分为七组，进行单因素方差分析，检验年龄对工作要求各维度得分的影响。由表 5 – 31 可见，除"学习要求"维度得分在年龄分组间的差异没有统计学意义外，其他三个维度的得分差异有统计学意义（$P_{均} < 0.01$）。事后分析发现，25 岁以下医生在"患者期望与风险"得分最低；46—50 岁的医生"情绪要求"得分最低，31—45 岁的医生"情绪要求"得分最高；30 岁以下的医生"工作负荷"得分较低，30 岁以上医生"工作负荷"得分高。

表 5 - 31　　　　　　　不同年龄分组工作要求得分比较

年龄分组	患者期望与风险		学习要求		情绪要求		工作负荷	
	均值	标准差	均值	标准差	均值	标准差	均值	标准差
25 岁及以下	3.7	0.8	4.3	0.8	4.0	0.8	3.0	1.0
26—30 岁	4.0	0.8	4.3	0.8	3.9	0.9	3.2	1.1
31—35 岁	4.1	0.8	4.4	0.8	4.2	0.8	3.3	1.0
36—40 岁	4.1	0.7	4.3	0.8	4.0	0.8	3.4	1.0
41—45 岁	3.9	0.8	4.3	0.8	4.0	0.8	3.2	1.0
46—50 岁	4.1	0.7	4.3	0.8	3.9	1.0	3.3	1.0
51 岁及以上	4.1	0.7	4.3	0.8	4.0	0.9	3.3	1.0
F 值	4.95		0.58		3.20		3.30	
P 值（双侧）	0.00		0.74		0.00		0.00	

3. 工作年限。将样本按工作年限分为七组，进行单因素方差分析，检验从业年限对工作要求各维度得分的影响。由表 5—32 可见，除"学习要求"维度得分在工作年限分组间的差异没有统计学意义外，其他三个维度的得分差异有统计学意义（均 $P < 0.05$）。事后分析发现，从业 5 年以下的医生在"患者期望与风险"得分最低；从业 5 年以下的医生"情绪要求"得分较低，6—15 年的医生"情绪要求"得分最高；参加工作 5 年以下的医生"工作负荷"得分最低。

表 5 - 32　　　　　不同工作年限分组间的工作要求得分比较

工作年限	患者期望与风险		学习要求		情绪要求		工作负荷	
	均值	标准差	均值	标准差	均值	标准差	均值	标准差
≤5 年	3.9	0.8	4.3	0.8	3.9	0.9	3.1	1.0
6—10 年	4.1	0.8	4.3	0.8	4.1	0.8	3.3	1.0
11—15 年	4.1	0.8	4.3	0.8	4.1	0.8	3.3	1.0
16—20 年	4.0	0.7	4.3	0.8	4.0	0.8	3.3	1.0
21—25 年	4.0	0.8	4.3	0.8	4.0	0.9	3.2	0.9
26—30 年	4.0	0.7	4.2	0.8	3.9	1.0	3.3	0.9
≥31 年	4.1	0.7	4.4	0.8	4.0	0.9	3.2	1.0
F 值	4.28		0.93		2.38		2.26	
P（双侧）	0.00		0.47		0.03		0.04	

4. 专业技术职务。将样本按专业技术职务分为 5 组，进行单因素方差分析，检验职称状况对工作要求各维度得分的影响。由表 5 - 33 可见，"学习要求"和"情绪要求"两个维度得分在职称分组间的差异没有统计学意义，"患者期望与风险"和"工作负荷"两个维度的得分差异有统计学意义（均 $P < 0.001$）。事后分析发现，未定职称的医生在"患者期望与风险"和"工作负荷"得分均最低；主任医师的"患者期望与风险"得分最高，主治医师的"工作负荷"得分较高。说明主治医师承担了大量日常基础工作，而主任医师承担的医疗决策责任和风险较高。

表 5 - 33　　　　　　不同专业技术职务等级间的工作要求得分比较

专业技术职务	患者期望与风险		学习要求		情绪要求		工作负荷	
	均值	标准差	均值	标准差	均值	标准差	均值	标准差
未定职称	3.7	0.8	4.2	0.8	3.9	0.9	2.9	1.0
住院医师	4.0	0.8	4.3	0.8	4.0	0.9	3.2	1.0
主治医师	4.1	0.7	4.3	0.8	4.0	0.8	3.4	1.0
副主任医师	4.0	0.7	4.3	0.8	4.0	0.8	3.3	1.0
主任医师	4.1	0.7	4.3	0.8	3.9	0.8	3.3	1.0
F 值	12.55		0.52		1.46		8.84	
P（双侧）	0.00		0.72		0.21		0.00	

5. 受教育程度。将样本按受教育状况分为 5 组，进行单因素方差分析，检验受教育程度对工作要求各维度得分的影响。由表 5 - 34 可见，"学习要求"、"情绪要求"和"工作负荷"三个维度得分在不同受教育程度分组间的差异没有统计学意义，"患者期望与风险"维度的得分差异有统计学意义（均 $P < 0.01$）。事后分析发现，受教育程度越高的医生在"患者期望与风险"得分越高。

表 5 - 34　　　　　不同受教育程度分组间的工作要求得分比较

受教育程度	患者期望与风险		学习要求		情绪要求		工作负荷	
	均值	标准差	均值	标准差	均值	标准差	均值	标准差
中专及以下	3.9	0.8	4.2	0.8	3.9	1.0	3.2	1.1
大专	3.9	0.8	4.3	0.8	4.0	0.9	3.2	1.1

受教育程度	患者期望与风险		学习要求		情绪要求		工作负荷	
	均值	标准差	均值	标准差	均值	标准差	均值	标准差
本科	4.0	0.8	4.3	0.8	4.0	0.9	3.2	1.0
硕士	4.0	0.8	4.3	0.8	4.0	0.8	3.3	1.0
博士	4.3	0.6	4.4	0.8	4.1	0.7	3.5	1.0
F 值	5.00		0.69		0.60		1.81	
P（双侧）	0.00		0.60		0.67		0.12	

6. 所在医院级别。将样本按所在医院级别分组，进行单因素方差分析，检验医院级别对工作要求各维度得分的影响。由表 5 – 35 可见，"学习要求"维度得分在不同医院级别分组间的差异没有统计学意义，"患者期望与风险"、"情绪要求"和"工作负荷"三个维度的得分差异有统计学意义（均 $P < 0.05$）。事后分析发现，所在医院级别越高，医生在"患者期望与风险"和"工作负荷"维度的得分越高，"情绪要求"的得分二级医院医生最低，一级医院和三级医院医生没有差异。

表 5 – 35　　　　　　　不同级别医院医生的工作要求得分比较

所在医院级别	患者期望与风险		学习要求		情绪要求		工作负荷	
	均值	标准差	均值	标准差	均值	标准差	均值	标准差
一级医院	3.9	0.8	4.3	0.8	4.1	0.9	3.1	1.0
二级医院	4.0	0.8	4.3	0.8	3.9	0.9	3.2	1.0
三级医院	4.1	0.8	4.3	0.8	4.0	0.9	3.3	1.0
F 值	3.85		1.11		7.54		3.74	
P（双侧）	0.02		0.33		0.00		0.02	

7. 行政职务。按承担的行政职务将样本分组，进行单因素方差分析，检验行政职务对工作要求各维度得分的影响。由表 5 – 36 可见，工作要求各维度得分在不同职务分组间的差异没有统计学意义，说明行政职务不影响医生对工作要求的感受。

表 5 - 36   行政职务与工作要求得分的关系

行政职务	患者期望与风险		学习要求		情绪要求		工作负荷	
	均值	标准差	均值	标准差	均值	标准差	均值	标准差
无行政职务	4.0	0.8	4.3	0.8	4.0	0.9	3.2	1.0
院长	4.2	0.5	4.3	0.7	3.6	0.8	3.4	0.8
副院长	4.1	0.9	4.3	0.8	3.8	1.2	3.0	0.9
科长	3.9	0.7	4.1	0.9	4.0	0.8	3.5	0.8
副科长	4.1	0.6	4.1	1.0	4.0	0.9	3.4	1.0
科主任	4.0	0.7	4.3	0.7	4.0	0.8	3.3	0.9
科副主任	4.0	0.7	4.3	0.7	4.0	0.8	3.3	0.9
其他	3.8	0.9	4.2	0.9	3.9	0.9	3.2	1.0
F 值	0.70		0.61		0.60		0.80	
P （双侧）	0.68		0.75		0.76		0.59	

8. 所在科室。将样本按所在科室分组，进行单因素方差分析，检验科室类别对工作要求各维度得分的影响。由表 5 - 37 可见，"学习要求"和"情绪要求"维度得分在不同科室间的差异没有统计学意义，"患者期望与风险"和"工作负荷"两个维度的得分差异有统计学意义（均 $P <$ 0.001）。事后分析发现，妇产科、儿科、麻醉科、急诊科等科室的医生"患者期望与风险"得分较高，面临着更高的期望和风险；内科、妇产科、麻醉科的医生"工作负荷"维度的得分较高，显示其日常诊疗工作量大。

表 5 - 37   所在科室与工作要求得分的关系

所在科室	患者期望与风险		学习要求		情绪要求		工作负荷	
	均值	标准差	均值	标准差	均值	标准差	均值	标准差
内科	4.0	0.8	4.3	0.8	4.0	0.9	3.3	1.0
外科	4.0	0.7	4.2	0.8	3.9	0.8	3.2	1.0
妇产科	4.1	0.7	4.4	0.7	4.1	0.8	3.4	1.0
儿科	4.2	0.7	4.4	0.7	4.1	0.8	3.2	1.0
五官科	3.9	0.7	4.2	0.8	4.0	0.9	3.3	0.9
中医科	3.7	0.8	4.3	0.8	4.0	0.9	3.0	1.0
急诊科	4.1	0.8	4.3	0.7	3.9	1.0	3.3	1.1
麻醉科	4.3	0.7	4.4	1.0	4.0	1.0	3.4	1.0

所在科室	患者期望与风险		学习要求		情绪要求		工作负荷	
	均值	标准差	均值	标准差	均值	标准差	均值	标准差
保健科	4.0	0.8	4.4	0.9	4.1	0.8	3.3	1.2
医技科室	3.8	0.7	4.3	0.8	3.9	0.9	3.0	1.0
其他	3.8	0.7	4.3	0.8	4.0	0.9	3.1	1.0
F 值	4.59		1.40		1.10		3.17	
P（双侧）	0.00		0.17		0.36		0.00	

9. 月均收入。将样本按月均收入分为 6 组，进行单因素方差分析，检验不同收入分组各维度得分的差异。由表 5-38 可见，"患者期望与风险"、"学习要求"和"情绪要求"维度得分在不同收入分组间的差异没有统计学意义，"工作负荷"维度的得分差异有统计学意义（$P < 0.05$）。事后分析发现，"工作负荷"维度得分在 2001—3000 元组最低，在 5001 元以上组得分最高。

表 5-38　　　　　　　　　月收入与工作要求得分的关系

收入分组	患者期望与风险		学习要求		情绪要求		工作负荷	
	均值	标准差	均值	标准差	均值	标准差	均值	标准差
低于 1000 元	4.0	0.8	4.4	0.8	4.1	0.9	3.3	1.1
1001—2000 元	4.0	0.8	4.3	0.8	4.0	0.9	3.2	1.0
2001—3000 元	4.0	0.8	4.3	0.8	4.0	0.9	3.2	1.0
3001—4000 元	4.0	0.7	4.3	0.8	4.0	0.9	3.3	1.0
4001—5000 元	4.1	0.7	4.3	0.8	3.9	0.8	3.3	0.9
5001 元以上	4.0	0.7	4.2	0.8	4.1	0.7	3.5	0.9
F 值	0.48		0.87		1.24		2.55	
P（双侧）	0.79		0.50		0.29		0.03	

二　组织资源现状分析

（一）组织资源量表项目的描述性分析

由表 5-39 可见，组织资源量表 20 个项目平均得分在 2.7—4.1 之间，"收入与付出"项目等分最低，"同事融洽"得分最高，反映医生对收入的满意度不高，以及对工作场所人际关系的重视。5 个维度的得分从高到低依次是：工作关系（3.9 分）、职业成长（3.3 分）、领导赏识

（3.1 分）、薪酬及制度公平（2.9 分）和工作自主（2.8 分）。得分排序说明医生对工作中的工作自主及薪酬及制度公平评价较低，显示公立医院医生诊疗自主权受到多方掣肘。薪酬制度合理性得分较低，显示医生对薪酬制度满意度不高。医生是一个高投入、高风险、高技术的职业，但是，由于公立医院属于事业单位，人力成本支出是有限制的，所以医生的收入相对偏低。同时，我国医疗服务价格严重背离价值规律，手术费、治疗费基本亏本，医生的劳动价值得不到合理体现。而"工作关系"维度得分较高说明在公立医院处理好各种关系是一门必修课。

表 5 - 39　　　　　　　　　　　　组织资源量表项目描述性统计

维度	项目	n	极小值	极大值	均值	标准差
		统计量	统计量	统计量	统计量	统计量
F1 薪酬及 制度 公平	收入付出	1910	1	5	2.7	1.2
	收入分配	1910	1	5	2.8	1.2
	劳务报酬	1910	1	5	2.8	1.2
	职称评聘	1910	1	5	2.9	1.2
	制度实施	1910	1	5	3.2	1.1
	值班休班	1910	1	5	3.0	1.2
	工作环境	1910	1	5	3.3	1.2
	维度得分	1910	1	5	2.9	1.0
F2 领导 赏识	工作得力	1910	1	5	3.2	1.0
	领导重视	1910	1	5	3.2	1.0
	领导反馈	1910	1	5	3.0	1.1
	维度得分	1910	1	5	3.1	0.9
F3 工作 关系	同事融洽	1910	1	5	4.1	0.9
	领导融洽	1910	1	5	3.9	0.9
	部门合作	1910	1	5	3.8	0.9
	维度得分	1910	1	5	3.9	0.8
F4 职业 成长	自主权	1910	1	5	3.0	1.1
	业务水平	1910	1	5	3.4	1.0
	个人发展	1910	1	5	3.5	1.0
	晋升提拔	1910	1	5	3.3	1.1
	维度得分	1910	1	5	3.3	0.8

续表

维度	项目	n	极小值	极大值	均值	标准差
		统计量	统计量	统计量	统计量	统计量
F5 工作 自主	医院规定	1910	1	5	3.0	1.1
	医疗保险	1910	1	5	2.7	1.1
	创新阻力	1910	1	5	2.7	1.1
	维度得分	1910	1	5	2.8	0.9

（二）人口统计学变量对组织资源各维度得分的影响

1. 性别。由表5－40可见，男性和女性在"薪酬及制度公平"和"职业成长"维度上无差异，其余三个维度的差异有统计学意义（$t = 2.91$，$P = 0.004$），男性医生在"领导赏识"上得分高于女性医生，但在"工作关系"和"工作自主"上得分低于女性。

表5－40　　　　　　　不同性别组织资源得分比较

性别	薪酬及制度公平		领导赏识		工作关系		职业成长		工作自主	
	均值	标准差	均值	标准差	均值	标准差	均值	标准差	均值	标准差
男	3.0	1.0	3.2	1.0	3.9	0.8	3.3	0.8	2.8	0.9
女	2.9	0.9	3.1	0.9	4.0	0.8	3.3	0.8	2.9	0.9
t 值	0.35		2.41		-2.96		0.56		-4.74	
P 值	0.73		0.02		0.00		0.58		0.00	

2. 年龄。由表5－41可见，"领导赏识"、"工作关系"和"职业成长"3个维度得分在年龄分组间的差异总体上没有统计学意义，但从得分来看，36—45岁的医生"工作关系"维度得分较低，30岁以下的医生自感发展机会有限。其他2个维度的得分差异有统计学意义（均 $P < 0.01$），事后分析发现，从年龄段来看，医生对"薪酬及制度公平"的评价逐渐降低，到31—35岁时，降到低点，然后又慢慢提升，这符合职业成长的规律：随着年资增长，承担的任务责任增加，但处在事业爬坡期收入增长有限。对"工作自主"的评分实际反映了医生在诊疗活动中的决策权是否满足工作需要，年轻医生决策机会少，年长医生在组织中享有更高权威，因此二者对"工作自主"的评分较高。

表5-41　　　　　　　　　　**不同年龄段组织资源得分比较**

年龄分组	薪酬及制度公平		领导赏识		工作关系		职业成长		工作自主	
	均值	标准差	均值	标准差	均值	标准差	均值	标准差	均值	标准差
25 岁及以下	3.1	0.9	3.2	0.9	4.0	0.7	3.4	0.8	3.0	0.9
26—30 岁	2.9	1.0	3.1	0.9	3.9	0.8	3.2	0.9	2.8	0.9
31—35 岁	2.8	1.0	3.2	0.9	3.9	0.8	3.3	0.8	2.7	0.9
36—40 岁	2.9	1.0	3.1	0.9	3.9	0.7	3.3	0.8	2.7	0.9
41—45 岁	3.0	1.0	3.2	0.9	3.8	0.9	3.4	0.8	2.9	0.9
46—50 岁	3.0	1.0	3.1	1.0	3.9	0.8	3.4	0.8	2.6	0.9
51 岁及以上	3.2	0.9	3.2	1.0	4.1	0.8	3.4	0.8	3.0	0.9
F 值	3.87		0.64		1.96		1.96		4.61	
P 值	0.00		0.70		0.07		0.07		0.00	

3. 工作年限。由表5-42可见，"领导赏识"、"工作自主"得分各组间无统计学差异，"工作关系"维度得分总体无差异，但工作年限在25年以上的医生对"工作关系"的评分显著高于其他各组，显示高年资医生在组织内人际关系上更加自如。"薪酬及制度公平"和"职业成长"维度的得分在各组间的差异有统计学意义（均 $P < 0.05$）。事后分析发现，从业6—15年的医生"薪酬及制度公平"得分最低，显示这个阶段的医生不公平感最强；"职业成长"得分随工作年限而升高，显示在组织中时间越久，越能获得发展的机会。

表5-42　　　**不同工作年限分组间的组织资源得分比较**

工作年限	薪酬及制度公平		领导赏识		工作关系		职业成长		工作自主	
	均值	标准差	均值	标准差	均值	标准差	均值	标准差	均值	标准差
≤5 年	3.0	1.0	3.2	0.9	3.9	0.8	3.3	0.8	2.8	0.9
6—10 年	2.8	1.0	3.1	0.9	3.9	0.8	3.3	0.9	2.8	1.0
11—15 年	2.8	1.0	3.1	0.9	3.9	0.8	3.3	0.8	2.7	0.9
16—20 年	3.0	0.9	3.2	0.9	3.9	0.8	3.4	0.8	2.8	0.8
21—25 年	3.0	1.0	3.2	1.0	4.0	0.8	3.5	0.8	2.8	1.0
26—30 年	3.1	0.9	3.2	1.0	3.9	0.8	3.4	0.8	2.9	0.9
≥31 年	3.1	0.9	3.2	1.0	4.2	0.7	3.5	0.8	2.9	1.0
F 值	2.84		0.84		1.86		2.81		0.79	
P 值	0.01		0.54		0.09		0.01		0.58	

4. 专业技术职务。由表 5 - 43 可见，"领导赏识"和"工作关系"得分在职称分组间的差异没有统计学意义，"薪酬及制度公平"、"职业成长"和"工作自主"3 个维度的得分差异有统计学意义（均 $P < 0.01$）。事后分析发现，住院医师、主治医师职称的医生在"薪酬及制度公平"、"职业成长"维度的得分均最低；"工作自主"维度的得分随着职称层次的提升反而呈下降趋势，反映诊疗中需要做的决策越多，承担的风险就越大，外在限制带来的困扰就越多。

表 5 - 43　　　　不同专业技术职务等级间的组织资源得分比较

专业技术职务	薪酬及制度公平		领导赏识		工作关系		职业成长		工作自主	
	均值	标准差	均值	标准差	均值	标准差	均值	标准差	均值	标准差
未定职称	3.1	1.0	3.2	1.0	4.0	0.8	3.4	0.9	3.0	0.8
住院医师	2.9	1.0	3.1	0.9	3.9	0.7	3.2	0.8	2.8	0.9
主治医师	2.9	1.0	3.1	0.9	3.9	0.8	3.3	0.8	2.8	0.9
副主任医师	3.0	1.0	3.2	1.0	3.9	0.7	3.5	0.8	2.8	0.9
主任医师	3.0	1.0	3.2	1.0	4.0	0.8	3.5	0.8	2.7	0.8
F 值	3.44		1.25		1.79		5.18		4.90	
P（双侧）	0.01		0.29		0.13		0.00		0.00	

5. 受教育程度。由表 5 - 44 可见，"领导赏识"、"职业成长"两个维度得分在不同受教育程度分组间的差异没有统计学意义，其余三个维度得分有统计学差异（均 $P < 0.001$）。事后分析发现，受教育程度越高的医生在"薪酬及制度公平"、"工作关系"和"工作自主"维度的得分越低，具有博士学位的医生，对组织资源的满意度最低，显示他们虽有高于一般群体的教育背景，但在组织资源的获得方面并没有体现出优势。

表 5 - 44　　　　不同受教育程度分组间的组织资源得分比较

受教育程度	薪酬及制度公平		领导赏识		工作关系		职业成长		工作自主	
	均值	标准差	均值	标准差	均值	标准差	均值	标准差	均值	标准差
中专及以下	3.1	0.9	3.1	0.9	4.0	0.8	3.4	0.9	3.1	0.9
大专	3.0	1.0	3.1	0.9	4.0	0.8	3.3	0.9	2.9	0.9
本科	3.0	1.0	3.2	1.0	3.9	0.8	3.4	0.8	2.8	0.9

续表

受教育程度	薪酬及制度公平		领导赏识		工作关系		职业成长		工作自主	
	均值	标准差	均值	标准差	均值	标准差	均值	标准差	均值	标准差
硕士	2.9	1.0	3.2	0.9	3.8	0.8	3.2	0.8	2.6	0.9
博士	2.5	0.9	3.1	1.0	3.8	0.7	3.3	0.9	2.5	0.8
F 值	6.79		0.32		5.13		1.24		12.29	
P（双侧）	0.00		0.86		0.00		0.29		0.00	

6. 所在医院级别。由表 5 – 45 可见，"领导赏识"和"职业成长"两个维度的得分差异无统计学意义，在"薪酬及制度公平"、"工作关系"和"工作自主"3 个维度得分差异均有统计学意义（均 $P < 0.05$）。事后分析发现，所在医院级别越高，医生在这 3 个维度的得分就越低。基层医院的医生在组织资源上更满意。

表 5 – 45　　　　　　　不同级别医院医生的组织资源得分比较

医院级别	薪酬及制度公平		领导赏识		工作关系		职业成长		决策自主	
	均值	标准差	均值	标准差	均值	标准差	均值	标准差	均值	标准差
一级医院	3.0	0.9	3.2	1.0	4.0	0.9	3.3	0.9	3.0	0.9
二级医院	3.0	1.0	3.1	1.0	3.9	0.8	3.3	0.8	2.8	0.9
三级医院	2.8	1.0	3.2	0.9	3.9	0.7	3.3	0.8	2.7	0.9
F 值	10.48		0.49		4.03		0.28		25.58	
P（双侧）	0.00		0.61		0.02		0.76		0.00	

7. 行政职务。当前公立医院行政管理人员多数是技术岗位出身，调查的 1910 名医生中，有 412 人担任不同层次的行政职务。由表 5 – 46 可见，"薪酬及制度公平"、"工作关系"和"工作自主"3 个维度得分在不同职务分组间的差异总体上没有统计学意义，但从具体得分看，担任科主任职务的医生"薪酬及制度公平"、"工作关系"得分高于无职务的医生（$P < 0.05$），担任副科长的医生"工作自主"维度得分最低。"领导赏识"和"职业成长"两个维度得分的差异有统计学意义（均 $P < 0.05$）。事后检验发现，"领导赏识"科主任高于副院长，无职务者低于科长、副科长和科主任；"职业成长"维度科主任和科长高于副院长和无职务者。

这种分布特征折射出公立医院中的权力生态。

表5 –46   行政职务与组织资源得分的关系

行政职务	薪酬及制度公平		领导赏识		工作关系		职业成长		工作自主	
	均值	标准差	均值	标准差	均值	标准差	均值	标准差	均值	标准差
无行政职务	2.9	1.0	3.1	0.9	3.9	0.8	3.3	0.8	2.8	0.9
院长	3.2	1.1	3.3	1.2	3.7	1.3	3.4	0.8	3.1	1.4
副院长	3.2	0.7	3.2	1.0	3.9	0.7	3.1	0.8	3.1	1.1
科长	3.2	1.0	3.6	0.8	3.9	0.7	3.6	0.6	2.7	0.8
副科长	3.0	0.9	3.4	0.6	4.0	0.6	3.4	0.5	2.2	0.6
科主任	3.1	0.9	3.3	1.0	4.1	0.7	3.6	0.7	2.7	0.8
科副主任	3.0	1.0	3.2	1.0	4.0	0.7	3.4	0.8	2.7	0.8
其他	2.9	1.0	3.1	1.0	3.7	0.9	3.4	0.8	2.7	0.9
F 值	1.46		2.04		1.80		4.00		1.51	
P （双侧）	0.18		0.05		0.08		0.00		0.16	

8. 所在科室。由表5 – 47 可见，不同科室间，组织资源各维度的得分差异均有统计学意义（均 $P < 0.05$）。事后分析发现，"薪酬及制度公平感"得分中医科最高，麻醉科最低；"领导赏识"得分中医科、儿科、外科最高，急诊科最低；"工作关系"中医科医生最高，麻醉科、急诊科等科室的医生得分最低；"职业成长"维度，中医科、保健科得分最高，内科、急诊科、麻醉科的医生得分较低；"工作自主"维度，医技科室医生得分最高，麻醉科最低，急诊科次低。总体来看，越是风险低的科室，其医生对组织中资源状况给出的评价越高，而高风险科室的医生对组织资源的评价不乐观。

表5 –47   所在科室与组织资源得分的关系

所在科室	薪酬及制度公平		领导赏识		工作关系		职业成长		工作自主	
	均值	标准差	均值	标准差	均值	标准差	均值	标准差	均值	标准差
内科	2.9	0.9	3.1	0.9	3.9	0.8	3.2	0.8	2.8	0.9
外科	3.0	1.1	3.3	1.0	3.9	0.8	3.4	0.8	2.6	0.9
妇产科	3.0	1.0	3.2	0.9	4.0	0.8	3.4	0.9	2.9	0.9

续表

所在科室	薪酬及制度公平		领导赏识		工作关系		职业成长		工作自主	
	均值	标准差	均值	标准差	均值	标准差	均值	标准差	均值	标准差
儿科	2.9	1.0	3.3	1.0	4.0	0.7	3.3	0.8	2.7	0.7
五官科	3.0	0.9	3.2	0.9	4.0	0.6	3.4	0.8	2.7	0.8
中医科	3.4	0.7	3.4	0.8	4.2	0.7	3.6	0.7	3.0	0.9
急诊科	2.9	1.0	2.8	1.1	3.7	0.9	3.2	1.0	2.6	0.9
麻醉科	2.5	0.9	3.0	0.8	3.7	0.9	3.1	0.7	2.3	0.7
保健科	3.0	1.0	3.1	1.1	3.8	1.0	3.6	0.9	2.9	1.0
医技科室	3.0	0.9	3.1	1.0	4.1	0.7	3.6	0.9	3.1	0.9
其他	2.9	0.9	3.1	0.9	4.0	0.8	3.3	0.9	3.0	0.9
F 值	2.60		2.23		2.99		3.22		7.12	
P（双侧）	0.00		0.01		0.00		0.00		0.00	

9. 月均收入。由表 5 - 48 可见，"工作关系"维度得分在不同收入分组间的差异没有统计学意义，其余 4 个维度得分差异有统计学意义（均 $P < 0.05$）。事后分析发现，收入越高，医生对"薪酬及制度公平"、"领导赏识"和"职业成长"的评价越高，但对"工作自主"的评价越低。

表 5 - 48　　　　　　　月收入水平与组织资源得分的关系

收入水平（元）	薪酬及制度公平		领导赏识		工作关系		职业成长		工作自主	
	均值	标准差	均值	标准差	均值	标准差	均值	标准差	均值	标准差
低于 1000	2.8	1.0	3.0	1.0	3.9	0.9	3.2	0.9	2.9	1.0
1001—2000	2.9	0.9	3.1	0.9	3.9	0.8	3.3	0.9	2.9	0.9
2001—3000	2.9	1.0	3.1	0.9	4.0	0.8	3.3	0.8	2.8	0.9
3001—4000	3.0	1.0	3.2	0.9	3.9	0.8	3.4	0.8	2.8	0.9
4001—5000	3.0	1.0	3.3	1.0	4.0	0.7	3.5	0.7	2.7	0.9
5001 以上	3.2	1.0	3.4	1.0	3.8	0.8	3.7	0.7	2.6	0.7
F 值	2.29		3.37		1.10		5.57		2.72	
P（双侧）	0.00		0.01		0.41		0.00		0.02	

三　社会资源的描述性分析

（一）社会资源量表项目得分描述性分析

社会资源量表项目得分描述性指标见表 5 - 49。9 个项目平均得分在

2.5（社会舆论）—3.2（理解配合）之间。医生对社会舆论的评价最低，对患者"理解配合"有较高的认同度，对宏观制度环境方面的项目评分较低。整个量表的得分均分为2.9分，说明医生对社会资源的评价不高。

表5-49　　　　社会资源量表项目得分的描述统计（n=1910）

项目	n	极小值	极大值	均值		标准差
	统计量	统计量	统计量	统计量	标准误	统计量
社会尊重	1910	1	5	2.9	0.0	1.2
社会地位	1910	1	5	2.7	0.0	1.2
社会舆论	1910	1	5	2.5	0.0	1.2
理解配合	1910	1	5	3.2	0.0	1.1
患者信任	1910	1	5	3.2	0.0	1.0
患者尊重	1910	1	5	3.2	0.0	1.1
医改受益	1910	1	5	2.7	0.0	1.1
政府保护	1910	1	5	2.7	0.0	1.2
纠纷处理	1910	1	5	2.6	0.0	1.2
量表得分	1910	1	5	2.9	0.0	0.9

（二）人口学变量与社会资源得分的关系

将社会资源9个项目得分加总并除以项目数，得到社会资源得分。本书依次对性别、年龄、工作年限、专业技术职务、行政职务、受教育程度、月平均收入、所在科室和所在医院级别9个人口学特征分组的社会资源得分进行单因素分析，方法包括 t 检验和 F 检验，两两比较使用LSD法。其中，在行政职务和所在月收入两个变量分组中，社会资源水平的差异无统计学意义，按照这两个变量分组的医生，他们对社会资源的感知没有差异。其余7项人口学变量，组间差异均有统计学意义。

1. 性别、年龄和工作年限。男性医生对社会资源的评价低于女性。年龄和工作年限变量是不同职业阶段的标志。入职以后，医生均要经历新手（入职时间在5年以下）、熟手（年龄30—40岁，入职10年左右）和专家（40岁以上，入职15年以上）三个职业阶段。由表5-50可见，熟手期医生对社会资源的评价高于新手期医生和专家期医生，这个阶段的医生承担工作量大、压力大、收入低、技术水平还有待提升，自感社会地位不高。

表 5-50　　　　　　　　　　不同职业阶段医生社会资源比较

年龄	社会资源得分		工作年限	社会资源得分		性别	社会资源得分	
	均值	标准差		均值	标准差		均值	标准差
25 岁及以下	3.2	1.0	≤5 年	2.9	0.9	男	2.8	0.9
26—30 岁	2.8	0.9	6—10 年	2.8	0.9	女	2.9	0.9
31—35 岁	2.7	0.9	11—15 年	2.8	1.0			
36—40 岁	2.8	0.9	16—20 年	2.9	0.8			
41—45 岁	2.9	0.9	21—25 年	2.9	1.0			
46—50 岁	2.9	0.9	26—30 年	3.0	0.8			
51 岁及以上	3.0	0.8	≥31 年	3.0	0.8			
F 值	5.23		F 值	2.38		F 值	-2.16	
P 值	0		P 值	0.027		P 值	0.03	

2. 受教育程度、专业技术职务。不同受教育程度和职称的医生对社会资源的评价得分差异有统计学意义（均 $P < 0.001$）。未定职称者对社会资源评价最高，而住院和主治医师处于医生层级中的底层，从社会地位、患者认可尊重等方面均处于劣势。受教育程度越高，对社会资源的评价越低，博士学位的医生对社会资源评价最不乐观，比大中专及以下的医生低 0.7 分。分析认为，受教育程度高的医生的自我成就动机更强，外界也对他们有更高的要求，因此他们可能承担更多的压力，期望与现实的差距更大，这些因素可能降低了他们对自己地位的评价。

表 5-51　　　　　　　不同职称、受教育程度医生社会资源比较

专业技术职务	社会资源得分		受教育程度	社会资源得分	
	均值	标准差		均值	标准差
未定职称	3.1	0.9	中专及以下	3.0	0.9
住院医师	2.8	0.9	大专	3.0	0.9
主治医师	2.8	0.9	本科	2.9	0.9
副主任医师	2.9	0.9	硕士	2.7	0.9
主任医师	2.9	0.9	博士	2.3	0.9
F 值	8.28		F 值	13.66	
P 值	0.00		P 值	0.00	

3. 所在医院级别和科室。由表 5 – 52 可见，不同级别医院的医生社会资源得分差异有统计学意义。三级医院医生对社会资源的评价低于一、二级医院（均 $P < 0.01$）。不同科室的医生职业承诺得分差异有统计学意义。儿科和麻醉科医生的社会资源评价最低，其次是内科、外科、妇产科、急诊科医生，而保健科、中医科、医技科室和五官科对社会资源的评分较高。社会资源得分的分布与工作负荷、职业风险的分布高度一致，其作用机制有待进一步验证。

表 5 – 52　　　　　　按医院级别、所在科室分组的社会资源比较

所在科室	社会资源得分		医院级别	社会资源得分	
	均值	均值		均值	标准差
内科	2.8	0.9	一级医院	2.9	0.9
外科	2.8	0.9	二级医院	2.9	0.9
妇产科	2.9	0.9	三级医院	2.8	0.9
儿科	2.5	1.0			
五官科	3.1	0.8			
中医科	3.2	0.8			
急诊科	2.8	1.0			
麻醉科	2.5	0.9			
保健科	3.3	1.0			
医技科室	3.1	0.8			
其他	2.9	0.9			
F 值	5.84		F 值	7.17	
P 值	0.00		P 值	0.00	

第六章　假设检验

第一节　主要变量间的相关分析

由表 6-1 可见，"职业承诺"与"职业体验"的相关系数均具有统计学意义。其中，"职业承诺"与"成就感"的相关性高于与"情感耗竭"的相关性，说明积极的职业感知和体验在维护医生职业承诺中的重要性。

与"职业成就感"相关程度较高的工作资源因素有"职业成长"、"工作关系"、"领导赏识"、"分配与制度公平"和"社会资源"（均 $r >$ 0.30），"工作自主"与"职业成就感"相关性仅为 0.10，工作要求中诸要素与"职业成就感"的相关虽有统计学意义，但关联较弱（均 $r <$ 0.20）。值得注意的是，"学习要求"与"职业成就感"呈弱正相关，说明业务技能学习能提升成就感。

"情感耗竭"与工作要求诸变量呈正相关，其中与"工作负荷"及"患者期望与风险"关联较强（均 $r > 0.40$）；"情感耗竭"与工作资源诸因素均呈负相关，其中与"社会资源"、"分配与制度公平"、"职业成长"和"领导赏识"的负向关联较强（$|r| > 0.20$）。

"职业承诺"与工作要求中的"患者期望与风险"、"工作负荷"、"情绪要求"的相关系数虽具有统计学意义，但相关系数均低于 0.30，"职业承诺"与"学习要求"并无相关关系。"职业承诺"与组织资源各变量的相关均有统计学意义，其中与"社会资源"、"职业成长"、"薪酬与制度公平"和"领导赏识"的相关系数均高于 0.40，与"工作关系"的相关系数稍低，为 0.29，与"工作自主"的相关系数虽然有统计学意义，但仅为 0.14。

总体来看，职业承诺与工作要求的相关系数不高，而与工作资源相关

表 6 - 1　职业承诺与相关变量的相关系数

变量	均数	标准差	1	2	3	4	5	6	7	8	9	10	11	12	13	14	15
1. 性别ª	1.5	0.5															
2. 年龄	36.0	8.9	-0.10**														
3. 工作年限	12.4	9.8	-0.07**	0.95**													
4. 职业承诺	3.2	1.8	0.02	0.09**	0.10**												
5. 患者期望与风险	4.0	0.8	-0.03	0.06*	0.05*	-0.27**											
6. 学习要求	4.3	0.8	0.03	-0.01	0.00	0.01	0.55**										
7. 情绪要求	4.0	0.9	0.02	-0.00	0.00	-0.06*	0.52**	0.51**									
8. 工作负荷	3.2	1.0	-0.07**	0.06*	0.01*	-0.25**	0.51**	0.31**	0.45**								
9. 薪酬与制度公平	2.9	1.0	-0.01	0.05*	0.06*	0.46**	-0.35**	-0.08*	-0.14**	-0.27**							
10. 领导赏识	3.1	0.9	-0.06*	0.02	0.02	0.43**	-0.21**	-0.02	-0.04	-0.18**	0.62**						
11. 工作关系	3.9	0.8	-0.01	0.07**	0.07**	0.29**	-0.00	0.21**	0.15**	-0.15**	0.41**	0.46**					
12. 职业成长	3.3	0.8	0.11**	-0.01	0.02	0.51**	-0.20**	0.04	-0.04	-0.22**	0.54**	0.60**	0.47**				
13. 工作自主	2.8	0.9	0.07**	0.02	0.04	0.14**	-0.33**	-0.14**	-0.15**	-0.27**	0.26**	0.08*	0.07**	0.00			
14. 社会资源	2.9	0.9	0.05*	0.03	0.04	0.50**	-0.44**	-0.13**	-0.19**	-0.34**	0.62**	0.48**	0.33**	0.53**	0.19**		
15. 情感耗竭	2.3	1.6	-0.10**	0.04*	0.03	-0.38**	0.42**	0.18**	0.28**	0.60**	-0.38**	-0.26**	-0.24**	-0.33**	-0.29**	-0.40**	
16. 职业成就感	4.1	1.4	0.00	0.14**	0.15**	0.69**	-0.05*	0.16**	0.11**	-0.12**	0.32**	0.38**	0.39**	0.50**	0.10**	0.36**	-0.24**

注：a 男=1，* $P < 0.05$；** $P < 0.01$（双测）。

系数相对较高。这说明医生群体对职业的"高要求"有充分的认知和预期，选择这个职业就接受了其高负荷、高风险、高强度、终身学习的要求。但是，付出努力满足这些要求的同时，医生群体获得回报的程度很大程度上影响对职业的情感，良好的社会资源、职业成长机会、与付出相称的收入、领导的赏识与重视在维护医生的职业情感方面作用明显。工作自主权与职业承诺的相关系数较低，仅为0.14，显示该变量与职业承诺并无密切的数量关系。

值得注意的是，职业承诺与"社会资源"这一来自组织外的资源的相关系数高达0.50，显示被试对职业的情感受到社会环境的影响比较强烈，那些认为自己受到患者尊重、社会舆论赞美和政策支持的个体，对职业的情感更倾向于积极。

第二节　职业承诺影响因素假设理论模型的验证

结构方程模型（Structural Equation Modeling，SEM）是评价理论模型与经验数据一致性的新型程序，近年来在社会科学研究领域应用日益增多。与相关、回归和路径分析等方法相比，SEM有突出优点：可同时考虑和处理多个因变量；容许自变量和因变量含有测量误差；容许潜变量由多个观察指标构成，并可同时估计各指标的信度和效度；研究者可设计出潜变量间的关系，并估计整个模型与数据的拟合。职业承诺及其相关变量是复杂、抽象的心理概念，无法直接、准确地以某个具体数字表达，而只能作为潜变量，通过其理论核心内的一些外显指标进行间接测量，适合采用SEM。①

一　结构方程模型的构建

SEM中有两个基本模型：结构模型（structural model）与测量模型（measured model）。结构模型关注于模型中潜在变量（latent variable）之间的因果关系，必须区分模型中哪些是内生变量，哪些是外生变量。测量模型是指潜变量是如何被操作性定义和如何被测量的，由潜在变量与观察

---

① 侯杰泰等：《结构方程模型及其应用》，教育科学出版社2004年版。

变量（observed variable，又称测量指标）组成①。

结构模型。根据课题的研究假设，设立五个潜变量：职业承诺作为内生潜变量，职业成就感与情感耗竭为中介潜变量，工作要求与工作资源为外生潜变量。

测量模型。各潜变量以其测量指标形成反应性测量模型。职业承诺、职业成就感和情感耗竭均以其量表所属的项目作为测量指标。工作要求及工作资源的观测指标来自该概念所属维度。根据第四章第五节的探索性因子分析结果，将工作要求与工作资源各维度包含的指标得分相加除以项目数，作为该维度得分。工作要求潜变量包括"学习要求"、"情绪要求"、"工作负荷"和"患者期望与风险"4个观测指标，工作资源潜变量包括"薪酬与制度公平"、"社会资源"、"工作关系"、"职业发展"、"工作自主"和"领导赏识"6个观测指标。各潜变量包含的观测变量见表6－5。

将结构模型与观测模型用路径图表示，并在外生变量工作要求与工作资源之间设定相关关系，形成如图6－1所示的结构方程模型。为了使路径图更加清晰，将观测变量名称用编号代替，具体见表6－5。

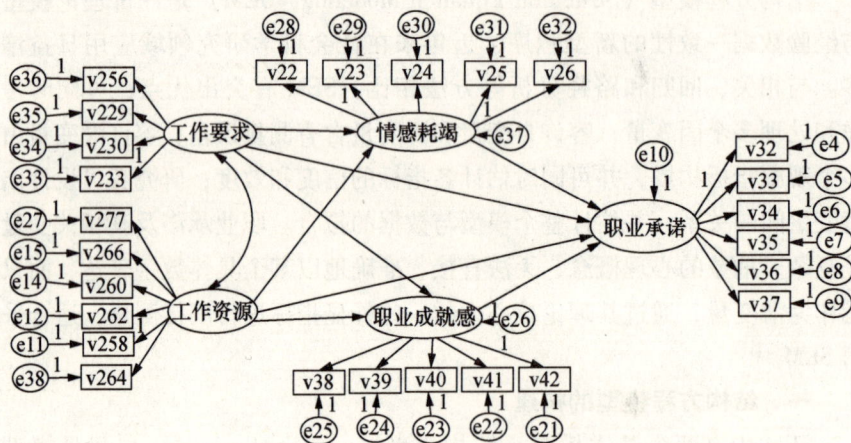

图6－1 假设的职业承诺"交换—诠释"结构方程模型

二 模型的检验与评价

借助 AMOS7.0，利用正式调查的数据库对图6－1中的假设模型进行

① 吴明隆：《结构方程模型——AMOS 的操作与应用》，重庆大学出版社 2010 年版，第 28 页。

验证，参数估计方法采取最大似然法，计算结果显示该模型可收敛识别。模型适配指标中，$\chi^2/df = 16.64$，RMR = 0.15，SRMR = 0.08，AGFI = 0.77，RFI = 0.85，均达不到可接受的适配标准，提示理论模型与观察数据适配不佳，模型需要修正。其中，潜变量"工作资源"所属的"工作自主"观测指标的负荷值为 0.21，信度系数为 0.04，按照 SEM 的基本适配度，该指标不宜保留，因此予以删除。修正指数表明，主要的 χ^2 来自观测变量误差协方差独立的限制，造成的修正指数大于 5，根据测量指标间的概念关联，释放测量误差之间的共变关系（这种修正不违反结构方程原则）。经多次运算和修正，得到模型的拟合指数除 χ^2/df 值外，拟合指标均达到良好拟合的要求。

表 6 - 2 是模型基本适配检验指标。不存在负的误差方差；测量模型的因素负荷值是否介于 0.50—0.95 之间；结构模型的标准化路径系数及相关系数的绝对值在 0.09—0.63 之间，没有超过或非常接近 1；标准误在 0.01—0.07 之间。以上方面均符合良好标准，表明模型的设定没有违反模型识别规则。

表 6 - 2　　　　　　　　　模型的基本适配度检验项目

评价项目	检验结果数据	模型适配判断
是否存在负的误差方差（值为 1 - 信度系数）	0.20—0.70	是
测量模型的因素负荷值是否介于 0.5—0.95 之间	0.55—0.89	是
结构模型的标准化路径系数相关系数的绝对值不超过或非常接近 1	- 0.09—0.63	是
是否具有很大的标准误	0.01—0.07	是

由于 χ^2/df 值对样本量较为敏感，样本量越大，χ^2/df 值越大，很容易造成拒绝虚无模型，接受对立模型。χ^2 值检验要求的样本量适宜范围在 100—200 之间，超过这个范围，模型适配检验应采取多元判断原则，需参考其他适配度指标。[①] 本书结构方程检验使用的样本数为 1910 个，不适合使用 χ^2/df 值作为检验模型适配度的主要指标。由表 6 - 3 可见，除 χ^2/df 值外，其余的拟合指数均达到可以接受的水平，说明修正模型的整体适配度较好。

---

① 吴明隆：《结构方程模型——AMOS 的操作与应用》，重庆大学出版社 2010 年版，第 41 页。

表 6 – 3   初始模型与修正模型的整体模型适配度检验摘要

模型	χ^2/df	RMR	SRMR	GFI	AGFI	RFI	CFI	RMSEA	PNFI	PCFI
适配标准	<5	<0.05	<0.05	>0.90	>0.90	>0.90	>0.90	<0.05	>0.50	>0.50
初始模型	16.64	0.15	0.08	0.81	0.77	0.85	0.87	0.09	0.77	0.78
适配判断	否	否	否	否	否	否	否	否	是	是
修正模型	6.23	0.10	0.05	0.94	0.92	0.95	0.96	0.05	0.77	0.77
适配判断	否	否	是	是	是	是	是	是	是	是

　　模型内在质量检验。表 6 – 4 和表 6 – 5 分别是结构模型和测量模型的参数估计结果，图 6 – 2 展示了变量间的关系。所有参数均达到显著水平，t 值均大于 1.96。测量模型中的各项目的信度值除"工作关系"和"学习要求"外，均在 0.44 以上，组合信度在 0.79—0.93 之间，均大于 0.60，说明各测量模型中观测指标的内部一致性较好；测量方程的平均变异抽取度在 0.48—0.72 之间，表明各潜变量所属观测变量可以有效反映该潜变量。结构模型中的路径系数及方向均可以找到专业理论依据，表 6 – 4 显示，三个内生变量的决定系数分别为 0.36、0.41 和 0.67，说明引入的解释变量具有较强的解释力度。因此，结构模型的内在质量较为理想。

表 6 – 4   结构模型运算结果

因变量	方向	自变量	回归系数	标准误	标准回归系数	C. R.	P	R^2
职业成就感	←	工作资源	1.11	0.05	0.63	21.31	***	0.36
	←	工作要求	0.56	0.07	0.21	7.90	***	
情感耗竭	←	工作要求	1.34	0.09	0.44	15.69	***	0.41
	←	工作资源	−0.65	0.05	−0.33	−13.66	***	
职业承诺	←	工作资源	0.43	0.06	0.20	7.48	***	0.67
	←	职业成就感	0.79	0.03	0.63	23.25	***	
	←	情感耗竭	−0.10	0.03	−0.09	−3.88	***	
	←	工作要求	−0.39	0.08	−0.12	−5.01	***	

注：***$P<0.001$（双侧）。

表6-5　　　　　　　　　　　测量模型运算结果

潜变量名称和测量指标的编号及名称	路径系数	标准误	标准路径系数	C. R.	P值	信度系数	组合信度	平均变异提取量
职业承诺								
v32 职业明智	1.00		0.79			0.62		
v33 职业前途	1.07	0.03	0.86	42.46	***	0.74		
v34 医生乐趣	1.00	0.02	0.90	44.96	***	0.80	0.93	0.70
v35 自豪感	1.00	0.02	0.89	44.80	***	0.80		
v36 重新选择	1.12	0.03	0.81	39.42	***	0.66		
v37 很好选择	0.99	0.03	0.75	35.88	***	0.57		
职业成就感								
v42 有价值	1.00		0.78			0.61		
v41 充分发挥	0.88	0.03	0.75	34.27	***	0.56		
v40 劳动成果	1.03	0.03	0.83	38.63	***	0.69	0.91	0.66
v39 工作成效	1.02	0.03	0.81	37.59	***	0.66		
v38 很有意义	1.01	0.03	0.82	38.11	***	0.67		
情感耗竭								
v22 耗尽心神	1.00		0.83			0.69		
v23 筋疲力尽	0.97	0.02	0.84	44.67	***	0.71		
v24 没有能量	1.00	0.02	0.84	44.29	***	0.70	0.93	0.72
v25 感情耗尽	1.08	0.02	0.86	46.30	***	0.74		
v26 心力交瘁	1.11	0.02	0.88	48.03	***	0.77		
工作资源								
v258 薪酬与制度公平	1.00		0.78			0.61		
v277 社会资源	0.87	0.03	0.73	31.56	***	0.53		
v266 工作关系	0.57	0.02	0.55	23.35	***	0.31	0.84	0.52
v262 职业发展	0.83	0.03	0.76	33.17	***	0.58		
v260 领导赏识	0.92	0.03	0.74	32.39	***	0.55		
工作要求								
v233 学习要求	1.00		0.62			0.38		
v256 患者期望与风险	1.27	0.05	0.81	24.83	***	0.66		
v229 工作负荷	1.38	0.06	0.67	22.44	***	0.45	0.79	0.48
v230 情绪要求	1.17	0.05	0.67	22.40	***	0.44		

注：***$P < 0.001$（双侧）。

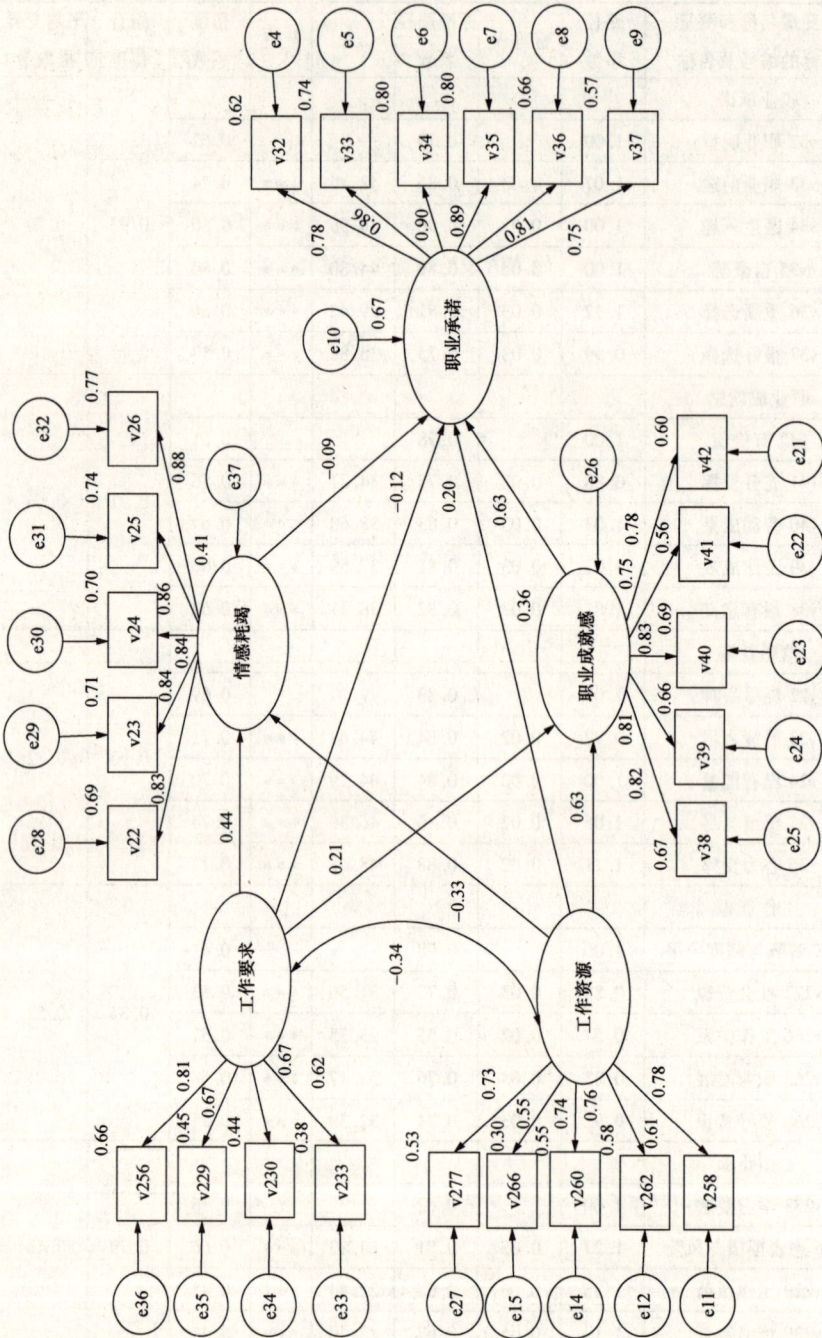

图 6-2 模型参数估计结果

三 研究的假设检验与主要数据解读

(一) 假设检验

根据结构模型的运算结果 (见表6-6), 对本书第三章第三节提出的研究假设进行检视, 有7条假设经检验是成立的, 但假设6: "工作要求负向预测职业成就感" 未能通过检验。运算结果显示, 工作要求与职业成就感之间呈正相关关系, 其中原因值得进一步讨论。

表6-6 　　　　　　　　　研究假设检验结果汇总

假设	检验结果			
	标准化系数	C. R.	假设验证结果
H_1: 工作要求负向预测职业承诺	-0.12	-5.01***	支持
H_2: 工作资源正向预测职业承诺	0.20	7.48***	支持
H_3: 工作要求正向预测情感耗竭	0.44	15.69***	支持
H_4: 工作资源负向预测情感耗竭	-0.33	-13.66***	支持
H_5: 工作资源正向预测职业成就感	0.63	21.31***	支持
H_6: 工作要求负向预测职业成就感	0.21	7.90***	不支持
H_7: 职业成就感正向预测职业承诺	0.63	23.25***	支持
H_8: 情感耗竭负向预测职业承诺	-0.09	-3.88***	支持

注: ***$P<0.001$ (双侧)。

(二) 中介效应检验

为了便于讨论主要变量间的关系, 将各潜变量的观测指标、各误差项及其对应的参数略去, 形成如图6-3所示的简明路径图。路径图提示, 情感耗竭与职业成就感在模型中呈现部分中介作用。

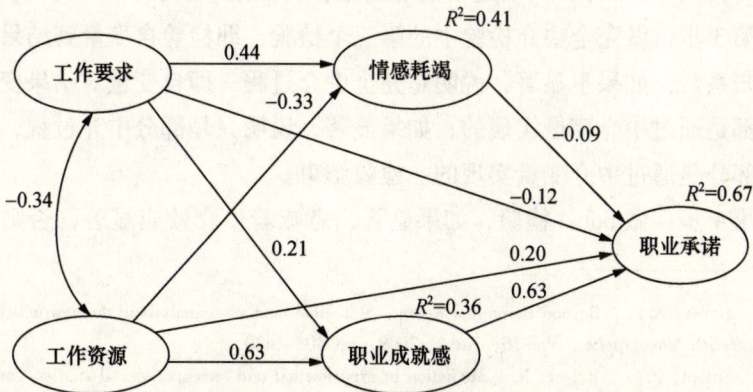

图6-3 职业承诺模型简明路径图

1. 间接效应的检验。使用 Bootstrap 方法构造间接效应估计值的（1 -
α）置信区间，以验证间接效应的显著性，如果置信区间不包含 0，则认
为间接效应显著[1][2]。设置抽取 5000 个 Bootstrap 样本，α 取 5%，构建置
信度为 95% 的中介效应置信区间，结果见表 6 - 7。工作要求对职业承诺
的间接效应 95% 置信区间为（-0.59，-0.02），工作资源对职业承诺的
间接效应的 95% 置信区间为（0.89，1.19），均不包含 0，因此可认为间
接效应是显著的。

表 6 - 7　　　　　间接效应（未经标准化）的 Bootstrap 检验

间接效应	估计值	标准误	95% 置信区间
工作要求对职业承诺的间接效应	-0.28	0.15	（-0.59，-0.02）
工作资源对职业承诺的间接效应	1.03	0.08	（0.89，1.19）

2. 不同路径中介效应显著性的检验。本书中，间接效应是通过多条
路径实现的，因此按照温忠麟等[3]建议的方法检验每条路径的显著性。

第 1 步：检验自变量对结果变量的回归系数，如果显著，继续下面的
第 2 步。否则停止分析。

第 2 步：做部分中介检验，即依次检验自变量到中介变量、中介变量
到结果变量的回归系数，如果都显著，意味着自变量对结果变量的影响至
少有一部分是通过了中介变量实现的，第一类错误率小于或等于 0.05，
继续下面第 3 步。如果至少有一个不显著，由于该检验的功效较低（即
第二类错误率较大），所以还不能下结论，转到第 4 步。

第 3 步：做完全中介检验中的第三个检验，即检验自变量到结果变量
的回归系数，如果不显著，说明是完全中介过程，即自变量对结果变量的
影响都是通过中介变量实现的；如果显著，说明只是部分中介过程，即只
有一部分是通过中介变量实现的。检验结束。

第 4 步：做 Sobel 检验，如果显著，意味着中介效应显著，否则中介

---

[1]　Hayes, A. F. , Beyond Baron and Kenny: Statistical mediation analysis in the new millennium,
Communication Monographs, Vol. 76, No. 4, 2009, pp. 408 - 420.

[2]　Shrout, P. E. , Bolger, N. , Mediation in experimental and nonexperimental studies: new pro-
cedures and recommendations, *Psychological Methods*, Vol. 7, No. 4, 2002, p. 422.

[3]　温忠麟等：《调节效应和中介效应分析》，教育科学出版社 2012 年版，第 73 页。

效应不显著。检验结束。

由表 6-8 可见，结构模型中的路径系数经检验均显著，前三步的检验都是显著的，可认为存在部分中介效应。为提高检验的效力，按照中介效应检验的步骤，做 Sobel 检验进行中介效应检验[1]。检验统计量为 $z = \hat{a}\hat{b}/s_{ab}$，其中 $s_{ab} = \sqrt{\hat{a}^2 s_b^2 + \hat{b}^2 s_a^2}$，如果显著，则说明中介效应显著。否则，中介效应不显著。表 6-8 是对四条路径的中介效应检验的结果。检验结果显示四条路径的中介效应均具有显著性（见表 6-8）。

表6-8 中介路径显著性的检验

中介路径	效应值	Z值	显著性
"工作要求"经"情感耗竭"至"职业承诺"	-0.04	-2.96	显著
"工作要求"经"职业成就感"至"职业承诺"	0.13	2.92	显著
"工作资源"经"情感耗竭"至"职业承诺"	0.03	3.20	显著
"工作资源"经"职业成就感"至"职业承诺"	0.40	10.14	显著

3. 不同路径效应值的比较。除了关注总体间接效应和各条中介路径的显著性，我们同时也关心哪一条路径起到了更加重要的中介作用，因此需要按照 Preacher 提出的方法[2]，将通过不同路径的间接效应进行比较。

第1步：构建拟比较的两个中介效应之差 $f_c = a_1 b_1 - a_2 b_2$；

第2步：计算 $Var(f_c) = b_1^2 \sigma_{a_1^2} + b_2^2 \sigma_{a_2^2} + a_1^2 \sigma_{b_1^2} + a_1^2 \sigma_{b_1^2} - 2a_1 a_2 \sigma_{b_1,b_2} + a_2^2 \sigma_{b_2^2}$；

第3步：计算 f_c 的标准差 $SE = \sqrt{f_c}$；

第4步：构建 f_c 的95%置信区间 $(fc - 1.96 \times SE, fc + 1.96 \times SE)$，如果该置信区间不包括0，则两个中介效应之间的差异显著不等于0，二者差异有统计学意义。

按照上述步骤，依次比较两个中介变量在工作要求、工作资源与职业

① Sobel, M. E., Asymptotic confidence intervals for indirect effects in structural equation models, *Sociological Methodology*, Vol. 13, 1982, pp. 290-312.

② Preacher, K. J., Hayes, A. F., Asymptotic and resampling strategies for assessing and comparing indirect effects in multiple mediator models, *Behavior Research Methods*, Vol. 40, No. 3, 2008, pp. 879-891.

承诺之间中介效应大小，结果见表6-9。由表中数据可见，两个置信区间均不包含0，可认为工作要求到职业承诺的两条路径中，职业成就感的中介效应大于情感耗竭，工作资源到职业承诺的两条路径中，职业成就感的中介效应同样大于情感耗竭。总之，职业成就感在工作特征与职业承诺之间起到了主要的中介效应。

表6-9 不同路径中介效应值的比较

比较的效应	f_c	Var (f_c)	SE	95%置信区间
"工作要求"经"职业成就感"和"情感耗竭"的中介效应比较	0.17	0.0028	0.0525	(0.07, 0.28)
"工作资源"经"职业成就感"和"情感耗竭"的中介效应比较	0.37	0.0022	0.0474	(0.27, 0.46)

4. 中介效应的总结。表6-10是各潜变量间标准化直接效应、间接效应和总效应值。"工作要求"和"工作资源"对"职业承诺"既有直接效应，也有间接效应。"工作要求"、"工作资源"到"职业承诺"都有两条间接路径：一条通过"情感耗竭"，另一条通过"职业成就感"。

表6-10 各潜变量间标准化直接效应、间接效应和总效应

变量	效应	工作要求	工作资源	情感耗竭	职业成就感
情感耗竭	直接效应	0.44	-0.33	—	—
	间接效应	—	—	—	—
	总效应	0.44	-0.33	—	—
职业成就感	直接效应	0.21	0.63	—	—
	间接效应	—	—	—	—
	总效应	0.21	0.63	—	—
职业承诺	直接效应	-0.12	0.20	-0.09	0.63
	间接效应	0.09	0.43	—	—
	总效应	-0.02	0.63	-0.09	0.63
	间接效应/总效应	-4.27	0.69	—	—

其中，工作要求对职业承诺的总效应为-0.02。其中，直接效应

为 -0.12，间接效应为 0.09，间接效应是直接效应的 0.81 倍。间接效应中，经职业成就感和情感耗竭的效应分别为 0.13 和 -0.04，二者差异具有统计学意义，职业成就感起到更明显的中介效应。结果表明，工作要求提高会直接导致职业承诺的降低，同时导致情感耗竭水平上升间接减低职业承诺，但是，由于工作要求的提高能提高职业成就感，又能缓解它对职业承诺的不利影响。从测量模型看，工作要求中患者的要求即"患者期望风险的负荷"最高，说明来自患者的要求是工作要求中最有代表性的因素。

工作资源对职业承诺的总效应为 0.63，其中直接效应为 0.20，间接效应为 0.43，间接效应是直接效应的 2.2 倍。间接效应中，经职业成就感和情感耗竭发挥的效应分别为 0.40 和 0.03，二者差异具有统计学意义，职业成就感的中介效应更大一些。可见，良好的工作资源可以直接激发医生的职业承诺，同时又通过降低情感耗竭、提高职业成就感而间接激励医生的职业承诺。"工作资源"测量模型中，除"工作关系"的负荷值较小外（0.55），其余 4 个观测指标"薪酬和制度公平"、"职业发展"、"领导赏识"和"社会资源"负荷相差不大，均在 0.72 以上，表明这几个方面密切相关，且均是医生期望获得的资源。

总体上，模型引入的两个外生潜变量"工作要求"和"工作资源"，工作资源对职业承诺的影响力大于工作要求的影响，分别为 0.63 和 -0.02，这种影响力主要是通过"职业成就感"的间接作用实现，间接效应占总效应的 68.7%；引入的两个中介变量"情感耗竭"和"职业成就感"中，中介效应较情感耗竭强，分别为 0.53 和 0.01，职业成就感的中介效应占总中介效应的 98.1%。因此，职业成就感在职业承诺的形成和维护中发挥十分重要的作用。

从社会交换的角度来看，初次交换中付出（工作要求）与报酬（工作资源）对职业承诺的影响方向相反，但力度都不大，分别只有 -0.12 和 0.20。进入第二次交换，即付出与报酬经过诠释形成了消极或积极的职业体验，这两种结果对职业承诺的方向仍然相反，但对职业承诺的影响力度差距很大，积极职业体验感受的影响力是消极职业体验的 7 倍。付出和报酬的绝对量并不特别重要，关键是个体如何诠释这种付出与报酬的关系，形成什么样的体验。正如一位受访者所言："对职业的情感？这个职业是累一些，有时感觉筋疲力尽的……但是很多时候，那种成就感也是很幸福的，你在别的职业中可能很难体会到……觉得这个职业也很好。"

第三节 模型在不同级别医院之间的不变性检验

中国公立医疗系统的等级特征十分明显，基层医疗机构和二、三级综合医疗机构在规模、技术水平、服务能力等方面有较大差距。新医改实施以来，基层医疗机构政府投资比例增加，基本药物制度和基本公共卫生服务项目的实施改变了基层医疗机构的经济激励，在筹资机制及内部运行机制上也与综合医院产生了明显的分野。在访谈中，研究者发现基层与综合医疗机构的医生在工作特征上有所不同，研究变量的描述性分析中也发现在不同级别的医院，自变量和中介变量的得分差异均有统计学意义，但因变量（职业承诺）在不同医院之间却没有统计学差异，因此研究者推断，在不同的前因变量和相同的后果变量之间，可能具有不同的模型结构，即在不同级别医院之间，变量间的关系不同。换句话说，不同级别医院间的组织差异会影响职业承诺与其影响因素之间的因果关系。因此，需要验证前述模型中的自变量、因变量和中介变量之间的路径系数在不同级别医院的医生群体中是否具有不变性。本书以"医院级别"为调节变量，利用结构方程多群组分析方法进行探索性分析。

一 假设模型的多群组结构方程模型分析

将本章第二节的假设模型作为理论模型，将"医院级别"变量作为分组变量，将样本分成"一级医院"、"二级医院"和"三级医院"三个群组。

设三个群体的结构模型回归系数为 b_{ij}，i 为结构模型中的参数个数，j 为群组数，$i \in [1, 8]$，$j \in [1, 3]$。因为研究者关注的是潜变量间路径系数的不变性，因此设立"平行模型"（parallel model），限制三个群组的结构模型回归系数相等，即参数限制为 $b_{i1} = b_{i2} = b_{i3}$。

平行模型的适配指标见表 6 – 11。χ^2/df 为 6.18，显著性概率 $P = 0.000 < 0.05$，虽然模型卡方值达到显著，但考虑到样本数量较大，而 χ^2/df 易受样本影响，模型是否适配还需参考其他适配指标。模型的基准线比较值 NFI、RFI、IFI、CFI 值均未达到良好适配的标准，因此三个群组间的结构模型路径系数相等的假设不成立，不同级别医院间的结构模型路径系数有统计学差异。

表 6 - 11　　　　　　　　　平行模型的适配指标

模型	χ^2/df	P 值	NFI	RFI	IFI	TLI	CFI	RMSEA
平行模型	6.18	0.00	0.86	0.84	0.88	0.86	0.88	0.05

由表 6 - 12 可见，二、三级医院的路径系数均有 $P < 0.05$，而一级医院群组模型中有 4 个回归系数的 P 值 >0.05，其中 b_{61} 的 P 值为 0.26。首先删除一级医院模型中的 b_{61}，运算结果显示，b_{51} 的 P 值仍 >0.1，删掉该路径继续运算，b_{31} 的 P 值为 0.06 >0.05，删除此路径，再次运算，结构模型的剩余路径系数的 P 值均 <0.001。一级医院群组的最终路径系数 b'_{i1} 见表 6 - 12。

表 6 - 12　　　　按医院级别分组的结构模型对应回归系数比较结果

因变量	自变量	i	各群组标准回归系数 b_{i1}	b_{i2}	b_{i3}	b'_{i1}	群组间参数差异比较临界比值 $b_{i2}-b_{i1}$	$b_{i3}-b_{i1}$	$b_{i3}-b_{i2}$
情感耗竭	工作要求	1	0.48 ***	0.40 ***	0.46 ***	0.49 ***	-1.12	0.23	1.45
	工作资源	2	-0.40 ***	-0.30 ***	-0.31 ***	-0.40 ***	2.52 *	2.52 *	-0.04
职业成就感	工作要求	3	0.10 +	0.20 ***	0.32 ***	—	1.36	2.88 *	1.84
	工作资源	4	0.54 ***	0.72 ***	0.63 ***	0.52 ***	-0.08	-1.71	-2.20 *
职业承诺	工作资源	5	0.08 +	0.19 ***	0.25 ***	—	1.19	2.10 *	0.66
	工作要求	6	-0.03	-0.15 ***	-0.08 *	—	-2.04 *	0.69	1.49
	职业成就感	7	0.73 ***	0.59 ***	0.61 ***	0.76 ***	-0.74	-0.70	0.09
	情感耗竭	8	-0.10 +	-0.09 *	-0.13 ***	-0.15 ***	0.12	-0.39	0.65

注：+，$P < 0.10$；* $P < 0.05$；** $P < 0.01$；*** $P < 0.001$。

未设置约束的模型三个群组间路径系数及参数差异临界比值见表 6 - 12。在成对参数比较中，除 5 对参数外，其余参数间的差异临界比值均小于 1.96，二者差异可视为等于 0，表示参数具有组间不变性。有 5 对参数差异的临界比值大于 1.96，说明在 3 个群组间，这 5 对参数间的差异具有统计学意义。

由表 6 - 12 可见，工作要求对情感耗竭的影响具有组间一致性；工作资源对情感耗竭的影响，一级医院大于二、三级医院，二、三级医院之间没有差异；工作要求对职业成就感的影响，一级医院没有统计学意义，

二、三级医院有统计学意义，二、三级医院之间实际相差0.12，但无统计学差异；工作资源对职业成就感的影响，二级医院高于三级和一级医院；工作要求对职业承诺的影响，一级医院没有统计学意义，二、三级医院有统计学意义且无统计学差异；职业成就感、情感耗竭这两个职业体验变量对职业承诺的影响在三个群组中无统计学差异。

二　各群组模型的效应总结

表6－13是三个群组的变量间效应总结，图6－4是三个群组的潜变量路径图，表6－14是回归系数绝对值比较的结果，反映不同自变量对同一因变量效应的大小。由表6－14及路径图6－4可见，在基层医疗机构，工作要求和工作资源通过情感耗竭和职业成就感间接作用于职业承诺，说明影响基层医疗机构医生职业承诺的因素，不是工作要求和工作资源本身，而是它们给医生带来了什么样的体验和感受。在二、三级医院，工作要求和工作资源对职业承诺既通过情感耗竭和职业成就感起到间接作用，又有直接作用，说明在二、三级医疗机构，工作要求和工作资源本身以及它们给医生带来的体验和感受，都对职业承诺有影响。

表6－13　　　　各潜变量间标准化直接效应、间接效应和总效应

变量	效应	工作要求			工作资源			情感耗竭			职业成就感		
		一级医院	二级医院	三级医院	一级医院	二级医院	三级医院	一级医院	二级医院	三级医院	一级医院	二级医院	三级医院
情感耗竭	直接效应	0.49	0.40	0.46	-0.40	-0.30	-0.31						
	间接效应												
	总效应	0.49	0.40	0.46	-0.40	-0.30	-0.31						
职业成就感	直接效应		0.20	0.32	0.52	0.72	0.63						
	间接效应												
	总效应		0.20	0.32	0.52	0.72	0.63						
职业承诺	直接效应		-0.15	-0.08		0.19	0.25	-0.15	-0.09	-0.13	0.76	0.59	0.61
	间接效应	-0.07	0.08	0.14	0.46	0.45	0.43						
	总效应	-0.07	-0.07	0.06	0.46	0.64	0.68	-0.15	-0.09	-0.13	0.76	0.59	0.61
	间接效应/总效应	1.00	-1.20	2.35	1.00	0.71	0.63						

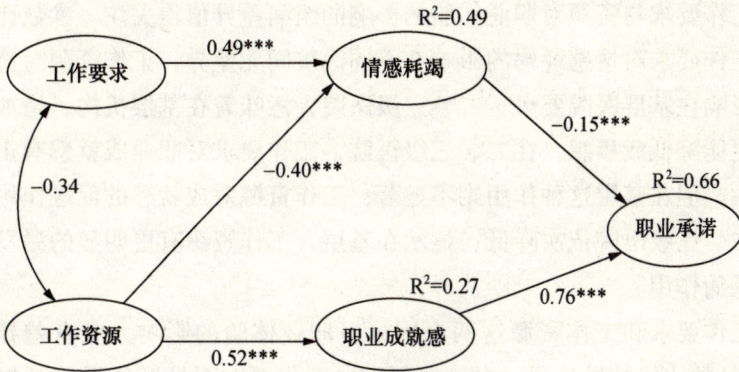

图 6 - 4 - a　一级医院简明路径图

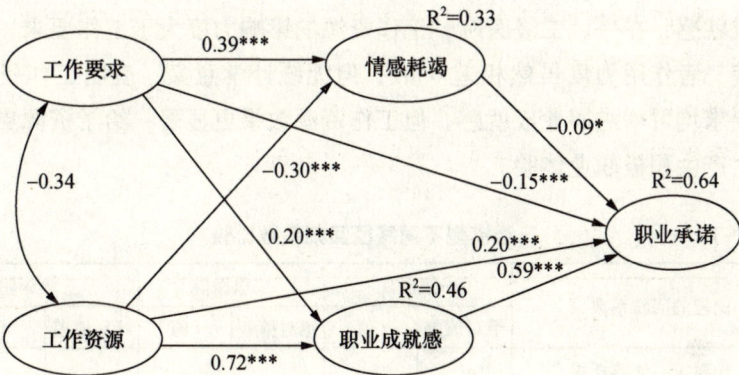

图 6 - 4 - b　二级医院简明路径图

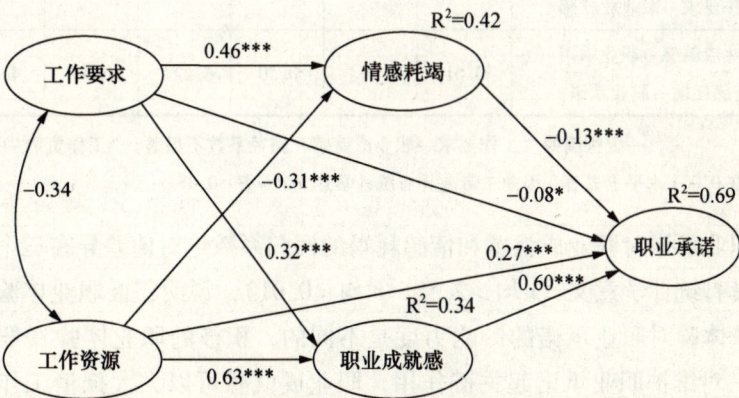

图 6 - 4 - c　三级医院简明路径图

工作要求与资源对职业体验的影响的组间差异值得关注。参数比较显示,工作要求对情感耗竭的影响在不同医院间无差异,工作资源对情感耗竭的影响在基层医院要大于二、三级医院,意味着在基层机构,增加工作资源更能降低疲累感。在二、三级医院,工作要求对职业成就感有正向促进作用,但在基层这种作用则不显著;工作资源对成就感的促进作用,在一、二、三级医院依次降低,显示在基层,工作资源有更明显的激发职业成就感的作用。

工作要求和工作资源这两个因素对职业体验的影响力度有差异。表6-14参数比较结果显示,在三级医院,工作要求对情感耗竭的影响力度大于工作资源对情感耗竭的影响力度($t = 2.80$,$P < 0.01$),工作要求是造成情感耗竭的主要因素;在一、二级医院二者比较没有统计学差异。对职业成就感,在一、二级医院,工作资源的影响力度大于工作要求,在三级医院二者作用力度虽然相差0.31,但无统计学意义,表明工作资源与工作要求均可增进职业成就感,但工作资源效果更显著,给予资源更能促进医生产生积极职业体验。

表6-14　　　　　　　　　三组模型不同路径回归系数比较

比较的回归系数	一级医院		二级医院		三级医院	
	绝对值差	t 值	绝对值差	t 值	绝对值差	t 值
工作要求→情感耗竭 工作资源→情感耗竭	0.09	1.24	0.10	1.83	0.15	2.80*
工作资源→职业成就感 工作要求→职业成就感	0.52	- - -	0.52	6.40*	0.31	1.28
职业成就感→职业承诺 情感耗竭→职业承诺	0.61	4.46*	0.50	6.22*	0.48	4.40*

注:- - -,一级医院的"工作要求→职业成就感"路径系数不显著,"工作资源→职业成就感"在0.001水平上显著,因此二者差异有统计学意义。*$P < 0.05$。

职业承诺对职业成就感和情感耗竭的回归系数绝对值差异在三个群组中均具有统计学意义(t 均 > 2.58,p 均 < 0.01),说明积极职业体验和消极职业体验对职业承诺的影响力度是不同的,积极的职业体验(职业成就感)对维护职业承诺起关键作用,职业成就感可以大大抵消工作疲累对职业情感带来的负面影响。

第七章 研究结论与研究展望

第一节 主要研究结果讨论

一 研制的中国医生职业承诺量表具有良好的信度和效度

职业承诺量表的开发采用了"单维度论",将"职业承诺"定义为对职业的积极情感,表现为对职业的喜欢、肯定和认同。定性访谈发现,受访者对职业既有积极情感也有消极情感的描述。因此在预调查量表中,设计了两类相反的项目,一类表达"积极职业情感"(7 个项目),另一类表达"消极职业情感"(3 个项目),但预调查数据($n = 493$)分析表明,"积极职业情感"的 1 个项目和"消极职业情感"所属 3 个项目的区分度较低,在 EFA 中的表现也达不到测量学要求,因此正式量表保留了"积极职业情感"的 6 个项目。"消极职业情感"的 3 个项目之所以被删除,原因可能是,"如果我的孩子面临升学择业,我不会让子女从医"、"如果从事其他行业,我可能会生活得更好"是一种职业选择倾向的调整,显然是基于职业之间的经济比较产生的功利性的职业评价,在这个题目上得分高,并不能完全反映当事人对职业缺乏积极情感,"对我来说,医生职业仅仅是谋生的工具"反映的是一种较为中立、务实的职业价值观或许是当下人们面对生存竞争压力的一种普遍社会心态,其中包含的情感成分并不多。总之,这 3 个项目表达的并非以"积极职业情感"为核心的职业承诺的对立面,因而转向后没能与"积极职业情感"的 6 个项目聚合成一个因子。

量表的效度良好。效标效度分析($n = 938$)表明,职业承诺得分与工作满意度正相关,与情感耗竭和离职倾向负相关,且相关系数的绝对值均 >0.40,P 均 <0.01,证明职业承诺是一种积极职业情感,可以激励工

作态度、稳定职业心态，说明开发的职业承诺效标关联效度良好。第五章正式调查数据的 CFA（$n = 1910/2$，随机拆分）结果显示该量表的结构效度良好。虽然与工作满意度相关系数高达 0.67，但 CFA 结果显示职业承诺与工作满意度是两个不同的心理结构，量表的区别效度良好。

量表的信度可靠。在预调查中，"积极职业情感" 6 个项目的 Cronbach's α 系数为 0.91，在其余两次施测中，正式职业承诺量表的 Cronbach's α 系数为 0.93，表明职业承诺量表具有稳定的信度。

对于职业承诺的结构，现有观点并不一致，"单维论"和"多维论"均有其支持者。"多维论"将"职业承诺"定义为复杂而多维的结构，主流的"职业承诺"三维度是以"组织承诺"的三维结构为基点设计的，包含"情感承诺"（我想留在这个职业）、"规范承诺"（我应该留在这个职业）和"持续承诺"（我不得不留在这个职业）[1]。实际上，"规范承诺"和"持续承诺"维度反映的是由于社会规范的压力和个人利益的考量而不得不留在现在的职业（组织）态度，这两个承诺维度实际上是"不离开职业（组织）"的外界原因，并不能完全反映个体对职业的认同和情感，它只能以外在压力将个体固定在某一职业（组织）上。"承诺三维度"论的提出者迈耶（Meyer）所做的一项元分析显示，组织承诺的三个维度中，只有"情感承诺"维度表现出和组织与个人层面积极行为（前者如缺勤率、角色绩效、组织公民行为，后者如工作压力、工作家庭冲突）的高度相关，"规范承诺"仅表现出低相关，"持续承诺"与这些行为并没有相关关系[2]。一项针对日本公立医院护士的研究发现，职业情感承诺对工作绩效和心理健康具有积极促进作用，持续承诺反而对心理健康有负向影响[3]。刘耀中（2006）的研究发现，情感承诺对员工工作态度的积极作用高于持续承诺[4]。这些研究有力地证明了"情感承诺"促进工

① Blau, G. J., Can a four - dimensional model of occupational commitment help to explain intent to leave one's occupation, *Career Development International*, Vol. 14, No. 2, 2009, pp. 116 - 132.

② Meyer, J. P., Stanley, D. J., Herscovitch, L., Affective, continuance, and normative commitment to the organization: A meta - analysis of antecedents, correlates, and consequences, *Journal of Vocational Behavior*, Vol. 61, No. 1, 2002, pp. 20 - 52.

③ Sawada, T., The relationships among occupational and organizational commitment, human relations in the workplace, and well - being in nurses, *Shinrigaku Kenkyu*, Vol. 84, No. 5, 2013, pp. 468 - 476.

④ 刘耀中：《电信员工职业承诺因素结构的研究》，《心理科学》2006 年第 4 期。

作绩效的积极效果，表明"持续承诺"和"规范承诺"并不能真正激发个体的积极工作心态、提高工作绩效。因此，本书采纳"单维情感论"并据此开发的6项目职业承诺量表具有充分的理论依据，因其项目精简、针对性强而在人力资源管理实践中更有应用价值。

二　医生职业承诺水平不容乐观，职业中期的医生是低承诺群体

数据分析表明，被试医生的职业承诺水平并不高，虽然从6个项目的得分来看，医生对职业本身的价值较为认可，职业前景也比较看好，但对职业选择角度却给予较低认可，说明医生虽然在内心认可医生职业的意义，但在评判其作为自己职业选择的合意性时，却要受到更多现实因素的左右和综合权衡，也佐证了本书将职业承诺视为"交换过程的诠释结果"的合理性。

按照本书的判断标准，高达43.8%的医生表现出对职业的情感疏离，33.6%的医生表现出"不冷不热"的中间状态，仅有22.6%的医生表现出对职业的热爱。

研究发现，年龄、工作年限与职业承诺得分呈弱正相关，这与已有研究结果一致[1]。但本书发现，二者并非简单线性关系，按照职业阶段划分，不同职业阶段的医生之间的职业承诺具有统计学差异。职业承诺得分在不同职业阶段间呈"高→低→高"U形分布。刚入行和处于职业晚期的医生职业承诺较高，职业中间阶段的医生职业承诺水平最低，是值得重点关注的群体。这与一项以美国医生为对象的研究结果类似，该研究发现，处于职业中期的医生面临着更大的职业压力和挑战，更易受到职业倦怠侵扰，甚至产生离开临床工作岗位的念头[2]；另一项以护士为研究对象的研究也有类似结论[3]。职业阶段理论认为，在人的工作历程中，职业经验是呈动态积累的，人们在不同阶段需求、所关心的问题以及对职业的承

① Lee, K., Carswell, J. J., Allen, N. J., A meta – analytic review of occupational commitment: relations with person – and work – related variables, *Journal of Applied Psychology*, Vol. 85, No. 5, 2000, p. 799.

② Dyrbye, L. N., Varkey, P., Boone S. L., Physician satisfaction and burnout at different career stages, *Mayo Clinic Proceedings*, Vol. 88, No. 12, 2013, pp. 1358 – 1367.

③ Reilly, N. P., Orsak, C. L., A career stage analysis of career and organizational commitment in nursing, *Journal of Vocational Behavior*, Vol. 39, No. 3, 1991, pp. 311 – 330.

诺不同，这正是不同职业阶段的特点①。高科技和高风险使得医疗行业的人才培养周期大于其他行业，医生是一个人力资本随时间增值的典型职业，或者说是一个"熬时间"的职业，这意味着作为医生个体，随着刚入行的兴奋感和新鲜感退去，必须要面对理想与现实之间的差距，必须要经历长期的职业积累期，才能获得一定的职业成就和社会地位，从而满足自己的职业需求，形成相对从容自如的职业心态。

同时，从医生的职业环境看，不同职业环境中的医生职业承诺水平也有差异。急诊科、麻醉科、妇产科、儿科等传统高风险专业科室的医生职业承诺最低，而中医科室医生的职业承诺最高，这种分布特征与职业风险和工作负荷的分布相反，也与本书相关分析中职业承诺与工作负荷、职业风险负相关结果互相印证。正式聘用人员职业承诺水平反而低于招聘人员，可能是正式聘用人员对职业发展前景和回报有更高的期望，反而更容易出现职业不满意的心理。部分医生承担了行政职务，其中行政副职人员的职业承诺低于正职，可能与正副职之间"正职权力大，副职工作多"的官场生态有关。

三 职业承诺与各变量的关系

职业承诺与职业体验有相关关系。其中与"情感耗竭"达到中度负相关（$r = -0.38$），与"职业成就感"高度正相关（$r = 0.69$）。这与已有国内外研究中二者的关系一致，如张国礼、孙阳对中小学教师及幼儿教师的研究②③，一项国外的元分析发现职业承诺与情感耗竭和成就感低下之间的校正平均相关分别为 -0.44 和 $-0.43$④。本书中"职业承诺"与"职业成就感"的相关系数均高于上述研究，显示成就感这一积极职业体验在中国公立医院医生群体中更受重视，具有激发和维护职业承诺的关键作用。

① Bowen, D. D., Hisrich, R. D., The female entrepreneur: a career development perspective, *Academy of Management Review*, Vol. 11, No. 2, 1986, pp. 393 – 407.

② 张国礼等：《教师工作压力与职业枯竭的关系：职业承诺的调节效应》，《心理与行为研究》2013 年第 1 期。

③ 孙阳等：《幼儿教师职业承诺与情绪耗竭：情绪劳动的中介》，《心理与行为研究》2013 年第 4 期。

④ Lee, K., Carswell, J. J., Allen, N. J., A meta – analytic review of occupational commitment: relations with person – and work – related variables, *Journal of Applied Psychology*, Vol. 85, No. 5, 2000, p. 799.

相关分析显示，工作要求与职业承诺的关联较低，工作资源与职业承诺的关系更加密切。工作要求各要素中，"患者期望与风险"和"工作负荷"与"职业承诺"有相关关系，而"学习要求"、"情绪要求"与"职业承诺"无相关关系。在医生的理想职业环境中，患者应是具有理性的，患者对医生是信任的，医患之间应该是和谐、温情的，医疗风险应该有合理的分散机制，但现实的医疗执业环境并非如此。我国的公立医院医生尤其是大医院医生，长期处于超负荷运转状态，同时要面对部分患者的高要求（非理性的期望、经常面对患者的费用质疑和过高道德期待）与职业风险（来自患方的潜在伤害）。医学期刊《柳叶刀》评论称："很多患者和他们的家属误解了医学界。他们认为，不管什么疾病只要在医院接受治疗，都将至少会有显著的效果，痊愈也应该不在话下。如果治疗效果不理想，患者和他们的亲属将向医护人员发泄不满。"[1] 医生在与患者的互动中，既要应对忙碌的工作，又要付出体力、精力应对患者的质疑和不满，承担更多的风险，有时甚至要付出沉重的代价，因此工作负荷和来自患者的要求与风险是主要的职业压力，也是影响医生职业心态的主要因素。

上述发现与在其他人际型或风险性职业（如教师、护士、消防队员等）群体中的发现是一致的。人际型行业员工与服务对象之间持续密集的互动是他们工作的常态，来自服务对象的压力是导致负面职业体验的重要原因，如张国礼发现教师职业枯竭与学生因素呈显著正相关，其中与情感耗竭相关系数高达 0.54[2]。国外的一项研究也发现，学生不良行为与教师职业承诺负相关[3]。职业风险与职业心态的关系研究显示，当组织安全氛围较差时，高风险职业从业者的工作满意度与风险感知负相关[4]。

医生对职业终身学习要求的认知并没有影响医生的职业承诺，因为从医生的职业成长规律来看，终身学习是正常的职业成长途径。"情绪要

---

① Liu, C. Y., Wang, X. Y., Which future for doctors in China, *The Lancet*, Vol. 382, No. 9896, 2013, p. 937.

② 张国礼等：《教师工作压力与职业枯竭的关系：职业承诺的调节效应》，《心理与行为研究》2013 年第 1 期。

③ Borg, M. G., Riding, R. J., Falzon, J. M., Stress in teaching: A study of occupational stress and its determinants, job satisfaction and career commitment among primary schoolteachers, *Educational Psychology*, Vol. 11, No. 1, 1991, pp. 59 – 75.

④ Nielsen, M. B., Mearns, K., Matthiesen, S. B., Using the Job Demands - Resources model to investigate risk perception, safety climate and job satisfaction in safety critical organizations, *Scandinavian Journal of Psychology*, Vol. 52, No. 5, 2011, pp. 465 – 475.

求"也与"职业承诺"无相关,但二者关系在已有研究中的结论并不一致,一项针对加拿大服务行业从业者的研究发现情绪劳动与职业承诺无相关关系[1],但孙阳发现在幼儿教师中表层行为情绪劳动与职业承诺负相关[2]。按照霍克希尔德(Hochschild)"情感劳动"理论,情绪控制产生的引人注意的面部及身体的展示是一种"劳动",具有交换价值,其付出可以获得工资。对从事情感劳动的人们来说,努力保持各种情感的区别导致情感失调,是一种压力源[3]。但本书的研究发现,医生与病人互动中的情绪控制要求并没有给医生带来大的困扰。笔者认为,这可能是因为在长期的职业训练中,冷静、控制情绪是一种基本要求,在其他服务职业中也有与服务对象沟通时的类似要求,因此,对医生而言,这属于正常的工作要求,不至于引起职业信念的动摇。上述分析可见,职业本身的正常要求不会动摇医生的职业情感,而一些超过医生承受能力(如多数二级以上的公立医院医生在超负荷运转)超出职业规律的要求则影响医生对职业的态度。

职业承诺与工作资源的六个要素均呈正相关关系。其中"职业承诺"与"职业成长"($r = 0.51$)有强关联,这与已有研究结论一致,如在一项针对护士的研究中发现职业承诺与成长机会的相关系数为 0.56[4],针对企业员工的研究也有类似发现[5][6]。

"职业承诺"与"薪酬和制度公平"($r = 0.46$)相关程度较高,说明医生对这个问题的重视,同时描述性分析也显示医生最不满的是公立医院的薪酬制度。职业承诺与领导赏识($r = 0.43$)的相关系数也达到中度相

---

[1] Lapointe, É., Morin, A. J., Courcy, F., Workplace Affective Commitment, Emotional Labor and Burnout: A Multiple Mediator Model, *International Journal of Business & Management*, Vol. 7, No. 1, 2012, pp. 3 – 21.

[2] 孙阳等:《幼儿教师职业承诺与情绪耗竭:情绪劳动的中介》,《心理与行为研究》2013年第4期。

[3] 华莱士等:《当代社会学理论:对古典理论的扩展》,刘少杰译,中国人民大学出版社2008年版,第217页。

[4] Reilly, N. P., Orsak, C. L., A career stage analysis of career and organizational commitment in nursing, *Journal of Vocational Behavior*, Vol. 39, No. 3, 1991, pp. 311 – 330.

[5] Weng, Q., McElroy, J. C., Organizational career growth, affective occupational commitment and turnover intentions, *Journal of Vocational Behavior*, Vol. 80, No. 2, 2012, pp. 256 – 265.

[6] Blau, G. J., Testing the generalizability of a career commitment measure and its impact on employee turnover, *Journal of Vocational Behavior*, Vol. 35, No. 1, 1989, pp. 88 – 103.

关，与工作关系（$r = 0.29$）接近中度相关，这与既有研究也是一致的[1]。
"领导赏识"与"职业成长"及"薪酬及制度公平"之间高度相关（$r = 0.60$、0.62）也引人注意，说明在医院这种权力距离较大的单位型组织，领导在资源的分配中起到至关重要的作用。在中国单位制组织中，组织与员工的心理距离较远，领导比组织更接近员工，常被看作组织的代理人，领导对下属的影响比组织更大，在员工的职业生涯中扮演十分重要的角色[2]，有医生形象地描述医院的权力生态，"医生围着主任转，主任围着院长转"。中国社会学研究的结论还告诉我们，中国是一个典型的关系导向的社会，形成以自我为中心的"差序格局"的关系圈[3]，在此基础上发展起来的"圈子"对组织中的交换和资源分配影响巨大[4]。所以不难判断，与领导交换质量的好坏成为影响员工职业发展和成功的重要因素，下属如果能得到领导的赏识和重视，则能在机会和资源的分配中处于优势，加快职业成长的速度，这与李燕萍（2011）针对企业员工的研究结论一致，她发现领导—部属交换质量与部属的职业成长正相关（$r = 0.25$）[5]。

职业承诺与工作自主权（$r = 0.14$）仅呈弱相关，二者相关程度低于多数国外研究和国内针对非医生群体的调查[6]，这可能是因为在目前的医疗执业环境下，在医疗行为中自主权越大，则意味着个人要承担更大的责任和风险，因而自主权并不具有明显激励作用。

职业承诺与社会资源呈现出较强的相关（$r = 0.50$），二者关系很少有

① Canrinus, E. T., Helms – Lorenz M., Beijaard D., Self – efficacy, job satisfaction, motivation and commitment: exploring the relationships between indicators of teachers' professional identity, *European Journal of Psychology of Education*, Vol. 27, No. 1, 2012, pp. 115 –132.

② Chen, Z. X., Tsui, A. S., Farh, J. L., Loyalty to supervisor vs organizational commitment: Relationships to employee performance in China, *Journal of Occupational and Organizational Psychology*, Vol. 75, No. 3, 2002, pp. 339 –356.

③ 费孝通等：《乡土中国》，生活·读书·新知三联书店 1985 年版，第 10 页。

④ 罗家德等：《圈子理论——以社会网的视角分析中国人的组织行为》，《战略管理》2010 年第 1 期。

⑤ 李燕萍等：《与领导关系好就能获得职业成功吗？——一项调节的中介效应研究》，《心理学报》2011 年第 8 期。

⑥ Lee, K., Carswell, J. J., Allen, N. J., A meta – analytic review of occupational commitment: relations with person – and work – related variables, *Journal of Applied Psychology*, Vol. 85, No. 5, 2000, p. 799.

文献提及，但有研究发现，教师情感耗竭与社会因素高度相关①。教育和医疗均属于社会窗口行业，从业人员的职业素养服务质量与公众利益关系重大。与教师一样，医生同样面临着来自服务对象的高期望，承载着来自社会的较高水平的道德期许，诊疗工作中的非预期结果一经曝光，极易受到媒体舆论高度关注，甚至成为社会道德审判的对象，由此医生的工作要求和压力来源并不限于工作场所，还来自于患者和社会公众，来自社会的要求和压力仅依靠来自个体和组织的资源是无法应对的，社会资源（社会和患者的信任、理性的舆论环境、制度的支持）则可以有效应对这些社会压力。

"社会信任"是本书提出的社会资源概念的核心，是来自服务对象和社会的赞同和尊敬，是对医生职业社会贡献的报酬。布劳认为，在专业服务中应该禁止供需个体之间的直接交易，以保证专业人员按照专业标准做出最好的判断，同时建议专业人员不应期望取得顾客的社会赞同，否则将丧失专业超然性②。但本书显示，中国医生特别重视来自社会的赞同和患者的信任，这一定程度上反映了中国人价值信念的"社会取向"，即十分重视外界"如何评价自己"，将"获得外界的承认和尊敬"作为事业成功的重要标志之一；在个体与外界的关系中，力求个人与外界环境的妥协以达到内心的和谐。在这种价值观驱使下，服务对象的不信任和社会舆论的批评在医生看来是一种职业失败，是社会对自己职业正当性的否定，进而引起医生的群体焦虑和职业心态失衡。

中国目前的医疗服务组织方式恰恰既不利于维护医生职业的社会声望，也不利于构建医患之间的社会信任。一方面，在当前的医疗筹资制度下，患者直接支付酬金给医院，医生则被视为医院的代表，医生与患者之间实际上形成了直接的经济交换关系，这种直接经济交换关系具有干扰专业标准和专业超然性的破坏力，并可能引发患者对费用合理性和医生诊疗动机的怀疑，从而破坏医生职业的社会信任和职业声望。另一方面，正如科尔曼（Coleman）所说，信任关系在双方不断重复进行的交易中产生，

① 张国礼等：《教师工作压力与职业枯竭的关系：职业承诺的调节效应》，《心理与行为研究》2013 年第 1 期。

② 彼得·布劳：《社会生活中的交换与权力》，李国武译，商务印书馆 2012 年版，第 378—380 页。

并随着时间的推移而增强①。在中国传统的熟人社会，社会信任是依靠道德和社会舆论加以维系和约束的。但反观当前中国医患之间的服务关系，基本上是一次性的、随机匹配的"陌生人"关系，传统的信任约束机制难以发挥作用，现代信任机制中的象征标志和专家系统在医疗领域尚未完善，或者虽具雏形但没能取得人们的认可（如医疗事故鉴定结论得不到患者的信任，司法实践也可以不予采信），医患之间又缺乏科尔曼所说的"中介人"作为桥梁②，医患信任由此变得十分脆弱。可以说，医患之间人际信任的式微，正是中国社会信任"脱域"进程中现代信任约束机制极为薄弱引发的后果之一。

"社会舆论"在工作资源的项目中得分最低，医生对舆论在医患关系中所起的作用持否定态度，说明舆论作为信任约束机制的缺陷。

医患纠纷中的患者选择向媒体曝光，将纠纷"问题化"以向医方施压，正是不认可现有的制度化信任约束机制转而以"私德和舆论"作为维权武器的行为。面对医疗新闻事件，社会舆论往往缺乏对事实进行追问和理性思考的兴趣，而是从道德制高点出发进行道德讨伐和审判③。患者固有的弱者身份成为一种有力武器，以至于杀医案凶手仅仅因为曾是一名患者就可以博得舆论的同情与原谅。

以舆论作为医患信任约束机制，只能使医患生态日益恶化，根源在于其摇摆和不理性。当发生一起患者被伤害的事件后，舆论会高举道德大棒，把医生当成敌人，谴责医德堕落和医风败坏。而发生一起医生被伤害、被羞辱的事件后，舆论又会站到医生一边，谴责患者的蛮横、偏执和极端。这样的舆论摇摆带来的不是宽容和解与理性反思，而是不断强化的敌意和冲突。医生感觉受到了莫大的委屈，患者感到受到了巨大的伤害，由此引发的怀疑和防范形成一个恶性循环，医患关系在摇摆中自然不断恶化④。

四　交换与诠释：职业承诺影响因素的作用机制

既有职业承诺研究主要从某些变量与职业承诺的关系进行假设和验

---

① 詹姆斯·科尔曼：《社会理论的基础》（上、下），邓方译，社会科学文献出版社1999年版，第204—219页。

② 中介人可以是顾问、保证人或者承办人，科尔曼认为中介人有助于陌生人之间构建信任关系。

③ 白剑峰：《寻求医患沟通"最大公约数"》，《人民日报》2013年8月2日。

④ 曹林：《反思医患关系，舆论要突破"摇摆率"》，凤凰网 http://news.ifeng.com/opinion/gundong/detail_ 2011_ 09/19/9300650_ 0. shtml。

证，只能说明职业承诺与相关变量之间的数量关系，并不能系统阐明职业承诺的形成机制。本书从社会交换理论和符号互动论的视角出发，将职业过程视为员工在职业过程中与相关主体建立的一系列社会交换，职业承诺就是员工在这些交换关系中逐步形成的对职业的心理感受。按照"付出与报酬的感知"→"职业体验"→"职业情感"的路径，将职业承诺的形成过程分解为两种交换和两次诠释：首先，将职业体验视为从业者对社会交换过程中的付出与报酬进行诠释的结果；其次，将职业承诺视为不同职业体验在心理层面的交换并再次诠释的结果，构建了医生职业承诺的"交换—诠释"模型，结构方程模型的计算结果及中介效应检验证明，该理论模型与调查数据的拟合良好，说明理论模型通过了实证检验。

按照霍曼斯的"基本社会行为"命题，人们在交换关系中最关心的是"报酬与投入的资金和贡献是否成正比"，这是所有社会都适用的公正准则。按照布劳的观点，人们对交换中的报酬是否满意受到期望的影响，而期望的形成受人们的经历、参照群体和社会规范的左右。至于人们如何看待自己所得报酬的公正性、进而评判自己的期望满足程度，则是由个体按照"自我的符号意义体系"主观诠释的结果。

对初次交换关系中的付出与报酬的诠释结果是职业体验。相关分析和理论模型的检验显示，医生对交换中的付出（工作要求）和报酬（工作资源）的感知相互作用，在个体的"符号意义体系"诠释下，形成了消极或积极的职业体验：疲累和成就感。消极职业体验的产生源于要求过高和资源不足，前者的作用强度稍高于后者；但在积极职业体验的产生原因中，工作资源的作用强度是工作要求的 3 倍，这与既有研究结论是一致的，说明中国公立医院医生对工作资源的重视。以工作要求—资源理论为依据的实证研究发现，对于消极职业心理变量，工作要求的预测作用比工作资源强，对积极职业心理变量（如工作满意度、职业成就感、工作投入等），工作资源的预测作用比工作要求更高[1][2]。尤其是当个体面临高要

---

① Bakker, A. B., Demerouti, E., Euwema, M. C., Job resources buffer the impact of job demands on burnout, *Journal of Occupational Health Psychology*, Vol. 10, No. 2, 2005, p. 170.

② Mauno, S., Kinnunen, U., Ruokolainen, M., Job demands and resources as antecedents of work engagement: A longitudinal study, *Journal of Vocational Behavior*, Vol. 70, No. 1, 2007, pp. 149 – 171.

求时，工作资源对积极心理的影响更大①②。考虑到医生职业高要求高付出的特点，需要更高的回报和支持才能缓解高负荷、高风险带来的负面影响，激发和维护职业成就感，长期的"高付出、低回报"将引发疲累无力感、侵蚀职业成就感。

在第二个交换环节中，医生将消极体验和积极体验进行比较和诠释，诠释的结果是对职业的情感。医生职业既使人疲累，又能给予从业者较高的成就感，这两种体验在医生的心理层面上又形成了一个交换：疲惫感是心理上的付出，使员工对职业产生疏离；成就感以及由此激发的愉悦感则是心理上的报酬，会促使员工产生对职业的热爱。相关分析和理论模型的检验显示，这两种体验之间呈负相关，但相关程度属于弱相关（$r = -0.24$，$P < 0.05$），说明二者之间并不是非此即彼的排斥关系，这两种体验可以同时存在于同一个体身上，套用一句流行语，就是"累并快乐着"。

"职业成就感"对职业承诺有正向作用，情感耗竭则相反，这与一项国外的元分析结论一致，该研究发现职业承诺与情感耗竭和成就感之间的校正平均相关分别为 -0.44 和 $0.43$③。但本书发现，"职业成就感"指向"职业承诺"的标准路径系数（$\beta = 0.63$）绝对值大于"情感耗竭"指向职业承诺的标准路径系数（$\beta = -0.09$，$p < 0.05$）。在第二个交换诠释过程中，工作要求和工作资源除了通过职业体验间接影响职业承诺，还具有直接影响，工作要求具有负效应，工作资源具有正效应，但影响的力度均小于职业成就感。分析表明，在中国医生的"符号体系"中，职业成就感是最受重视的积极体验，在职业承诺的形成和维护中起到关键作用。

职业成就感对职业承诺的强效应，可以用"符号互动论"中的"角色距离"理论加以解释。戈夫曼认为，当个体对自己的角色不满意时，就会对自己扮演的角色表现出某种轻视的分离行为，即表现出"角色距

①　Bakker, A. B., Hakanen, J. J., Demerouti, E., Job resources boost work engagement, particularly when job demands are high, *Journal of Educational Psychology*, Vol. 99, No. 2, 2007, p. 274.

②　Bakker, A. B., Demerouti, E., The job demands – resources model: State of the art, *Journal of managerial psychology*, Vol. 22, No. 3, 2007, pp. 309 – 328.

③　Lee, K., Carswell, J. J., Allen, N. J., A meta – analytic review of occupational commitment: relations with person – and work – related variables, *Journal of Applied Psychology*, Vol. 85, No. 5, 2000, p. 799.

离"，这种角色距离表现出反认同作用，即个体与自己的地位相脱离的倾向①。职业成就感是医生对自身职业"角色扮演"效果的自我肯定，缺乏职业成就感的个体会对自己的职业角色表现出某种疏离行为，即表现出"角色距离"，对职业角色产生反认同和心理疏离，即职业承诺低下。

五 职业承诺形成机制的组织差异分析

中国医生的职业生涯要在组织中（主要是各级公立医院）实现，与组织的交换是职业交换的起点和核心。描述性分析并未发现不同级别医院医生在职业承诺水平上存在差异，但结构方程模型的群组分析结果显示，基层医疗机构和二、三级综合医疗机构的医生职业承诺形成机制有所差异。

首先，在基层医疗机构，工作要求对职业成就感的效应没有统计学意义，但在综合医疗机构，工作要求对职业成就感的正效应均具有统计学意义，已有文献中并无类似发现和探讨。笔者认为，基层医疗机构与综合医院的筹资运行机制差异可能是出现这种差异的原因。随着新医改的推行，政府对基层医疗机构的财政投入持续增加，基层医疗机构对医疗业务收入的依赖大大降低，同时出现了收入分配平均化、与工作绩效关系不大的现象，同时基层医院承担风险能力低，在这种背景下，医生缺乏承担更多工作量的动机②。但在综合医疗机构，业务收入也是重要的收入来源，科室业务收入与薪酬挂钩是通行的激励措施，医生有承担更多工作的动机；同时，综合医院医疗业务技术含量高，风险大，在工作中承担高负荷、高风险的往往是业务能力强的技术骨干，因此，承担着更高期望更高要求的医生更有成就感。

其次，在基层医院，工作要求和工作资源对职业承诺的效应均是以职业体验为中介实现的。也就是说，在第二次交换中，影响职业承诺的不是交换中的付出和报酬本身，而是这两个因素给医生带来了什么样的体验。描述性分析发现，与综合医院医生高负荷、高风险、高要求的职业环境相比，基层医疗机构医生职业环境相对宽松，而工作资源中的"薪酬及制度公平"、"工作关系"及"工作自主"要素得分均高于综合医院，因此他们在第二次的心理交换中，不再关注工作要求和工作资源，而是看重自

---

① 戈夫曼：《日常接触》，徐江敏等译，华夏出版社 1990 年版，第 93 页。
② 鲁丽静等：《绩效工资制度对乡镇卫生院医务人员收入的影响分析》，《医学与社会》2013 年第 5 期。

己在工作中的体验，尤其是职业成就感。而综合医院的医生在第二次交换中，不仅工作要求和工作资源给他们带来的职业体验，工作要求和资源本身也是他们考虑的因素。

第二节 研究的理论贡献与实践启示

一 本书的理论贡献

本书从社会学和心理学视角对公立医院医生职业承诺进行了系统研究。主要理论贡献有以下几点：

（一）研制了信度、效度较好的医生职业承诺量表

职业承诺是积极职业心理学研究的热点，从产生到现在的二十多年时间里，研究者使用的主流测量工具是效仿组织承诺量表形成的三维度量表。但是这两种"承诺"的对象前者是雇主，后者则是职业，尤其是对于医生这样的专业技术人员，对雇主的忠诚与对职业的热爱不能完全等同。因此，职业承诺的测量简单套用组织承诺的测量结构并不恰当。本书在总结既有文献和定性定量研究的基础上，开发了以"职业情感"为核心的单维度 6 项目职业承诺量表，该量表经检验信度和效度良好且项目精简，可用于医生职业承诺的后续研究中。

（二）从职业阶段角度界定了医生职业承诺的高危群体

现有研究中尚未发现对医生群体职业承诺的大样本调查，难以准确把握公立医院医生职业承诺的现状，本书使用开发的职业承诺量表对山东省公立医院医生进行了大规模调查，明确了公立医院医生的职业承诺水平和人口学分布特征。从职业阶段和工作环境两个视角界定了职业承诺较低的群体：职业中期和高风险科室的医生职业承诺不高，最值得关注。

（三）提出了医生职业承诺的"交换—诠释"模型

综观以往研究对于职业承诺的实证分析，多局限于验证职业承诺与单个变量的数量关系，以及职业承诺对其他职业态度变量的作用机制，而对职业承诺的形成机制缺乏系统研究。本书基于社会交换理论和符号互动论，采用扎根理论研究方法，分析了医生职业过程中与各方的交换关系，建立了一个医生职业承诺的"交换—诠释"理论模型：职业体验作为中介变量，连接交换中的付出回报与职业情感之间的关系。利用调查数据，

使用结构方程模型进行实证研究，明确了影响医生职业承诺的影响因素和作用机制，发现了职业体验的中介效应。分析发现，在职业承诺的形成过程中，工作资源比工作要求效应更明显，职业成就感比情感耗竭效应更明显，工作资源→职业成就感→职业承诺，是医生职业承诺形成的关键路径，工作资源是影响医生职业承诺的关键因素。

（四）发现了基层医院和综合医院医生职业承诺的形成机制差异

基于中国公立医疗系统等级制和由此造成的各级医院在执业环境、筹资机制及职能定位方面的差异，本书还检验了医院级别对职业承诺"交换—诠释"理论模型的调节效应，发现基层医疗机构医生的职业承诺形成机制与二、三级医院有所不同。在基层医疗机构，工作要求和工作资源对职业承诺均没有直接效应，在二、三级医院，工作要求和工作资源对职业承诺既有直接效应，也有间接效应。

二　本书的实践启示

（一）正确认识医生队伍职业心态对公立医疗系统的重要性

公立医院是中国医疗服务供给的组织手段和基本单元，在医疗市场中具有垄断地位和绝对优势，掌控着医生的发展机会和事业所需的几乎全部资源（如充足的病源、尖端设备、科研经费、职称晋升机会），私营医疗机构的发展空间极为有限。公立医院医生也都拥有事业单位编制，而编制意味着稳定的收入和一系列福利待遇，在竞争激烈的当今社会，这种终身制"铁饭碗"是较为稀缺的资源。尽管很多人抱怨公立医院体制僵化、行政化、官本位严重，但很少有人放弃职位、职称、教学科研等机会离开公立医疗系统，在某所"公立医院"做医生直到退休是绝大多数中国医生的职业轨迹。但本书发现，医生"低流动率"并不意味着职业心态的稳定，高达43.8%的医生存在对职业的情感疏离，"静稳"的表面下是职业情感的低落，现在不离开只是因为"无处可去"，这对中国医疗系统是一个潜在的危机。从业者职业承诺不高，一方面会消磨医生队伍的整体士气和工作热情，同时意味着医生这个职业对优秀青年的吸引力下降。可以预见，医生队伍后备力量的整体素质将会降低，长此以往，将导致医疗服务水平的整体退化，侵蚀现在和未来的医疗系统人力资本，看病难问题将更加突出。因此在新医改推进过程中，应正视医生的处境，解决医生的困惑，加强对医生精神世界的关怀，以培育和维护医生的积极职业心态，调动医生群体这支医改主力军的参与积极性，新医改才能少走弯路。

（二）新医改应加大对医生的职业支持

新医改自推出便备受关注，但在这场以解决"看病难，看病贵"为主旨的变革中，公立医院的医师作为医改的主力军却鲜有发声的机会。在各项政策的推进过程中，公立医院医生被赋予了更多的责任，面对的职业要求更高、精神挑战更大。新医改方案提出，要"让医务人员受鼓舞"。如何才能真正调动 600 万医务人员的积极性，使其成为新医改的拥护者？本书的发现为"鼓舞医生"提供了参考依据。

按照社会交换的观点，要求医生群体提供优质的医疗服务、配合医改政策，必须同时给予医生群体足够的回报和支持，仅靠道德规训、行政压力和政治动员难以鼓舞医生。研究发现，工作资源、职业成就感这些因素在医生职业承诺形成过程中具有关键作用，医生对职业发展最重视，薪酬制度和晋升制度的合理性、社会资源是医务人员最不满意又重视的因素，工作负荷对职业承诺影响并不大。这提示管理者，固然可以通过让医生工作更轻松来鼓舞医生，但更重要的是为医生提供职业成长支持，完善公立医院的补偿机制，让医生合理合法地获得体面的收入，建立科学的技术评判体系，营造理性的舆论环境，重塑医患信任，这些是医改中鼓舞医生群体的关键问题。

（三）加大对职业中期医生群体的关心和扶持

本书发现，职业中期（入行 6—15 年）的医生更易处于职业情感低落的状态。他们对工作高要求的感受最强烈，对工作资源的评价最低。工作量大、晋升压力大、收入低、身处组织系统的底层，处于"无权、失语"的状态，同时还承担着较大的家庭责任和经济压力，多重压力导致这部分群体处于疲惫不堪的状态，透支了他们对职业的情感。有不少医院管理者认为，这个阶段是医生成长的必经之路，他们应该坚持忍耐，"熬成专家就好了"。但如果给予他们及时有效的支持和帮助，则可以维护这部分群体的职业热情、预防压力过载引起的不良后果，使他们早日走出职业承诺低迷期，按照社会交换的观点，他们将更加快乐、投入地工作。薪酬和晋升制度的合理性、职业成长机会对这个阶段的医生最具有激励效应。

（四）改善医疗行业执业环境对稳定、鼓舞医生队伍至关重要

近年来，我国医疗执业环境不断恶化，医患信任脆弱不堪，针对医务人员的暴力伤害事件愈演愈烈，社会舆论缺乏理性与公正。本书发现，医

生对外部执业环境的满意度评价不高，由此陷入对自身职业的困惑，怀疑自己的职业意义。医疗执业环境恶化的根本原因，既有医疗体制的弊端和公权力救济的无力，也是社会大环境的必然投射。革除医疗体制弊端、重塑社会信任、改善社会大环境绝非一日之功，但本书的发现凸显出改善医疗执业环境的迫切性，也提示决策层，在新医改推进的过程中，再也不能忽视医生群体要求改善医疗环境的声音，从顶层设计到具体政策实施，均应该将医疗执业环境的改善作为改革的重要目标和考核标准。唯有如此，才能为改善执业环境、稳定医师队伍带来希望，新医改提出的"让医务人员受鼓舞"的目标才不至于沦为一句口号。

第三节　本书的研究局限与未来研究展望

一　本书的研究局限

（一）可能存在共同方法变异

本书采用的测量均为自我报告（self – report）这一测量方法，可能会出现共同方法变异（Common Method Variance）①。虽然本书采取了 Harman 单因素检测方法进行了检验，未检验出严重共同方法变异的存在，但由于该方法是一种只适合于评估共同方法变异严重程度的诊断技术，不能证明测量中没有共同方法变异②。不过，信效度分析和变量间的相关系数显示，调查数据的可信度较高，研究结果是可靠的。但在以后的研究中，可以在有关变量的测量上采用自我报告和同事报告或与组织考核情况相结合的办法，以降低数据产生系统偏差的可能性。

（二）横断面研究难以验证因果关系

由于研究资金有限、研究周期短，本书采用横断面研究的方法，所得出的因果关系结论本质上为相关研究因素与职业承诺的同时性关系（相

---

① Podsakoff, P. M., MacKenzie, S. B., Lee, J. Y., Common method biases in behavioral research: a critical review of the literature and recommended remedies, *Journal of Applied Psychology*, Vol. 88, No. 5, 2003, p. 879.

② Chang, S. J., Witteloostuijn, A., Eden, L., From the editors: common method variance in international business research, *Journal of International Business Studies*, Vol. 41, No. 2, 2010, pp. 178 – 184.

关关系），而这些因素对职业承诺的形成和维护具有长期的影响，更为严谨的因果关系要通过追踪设计，考察研究因素与职业承诺关系的发展和变化。纵向研究一般需要多年的连续观察数据，因此难以在较多的研究周期内实现，期望以本书为基础，通过纵向设计在后续研究中继续探讨和验证诸因素与职业承诺的关系。

（三）自我报告数据可能存在"社会赞许"效应

本书的数据均通过自我报告法获得，自我报告的结果受到被调查者对工作特征的主观知觉及社会道德评价的影响，可能高估或低估实际水平。杨中芳在研究中国人的"自我"概念时发现，中国受试在西方量表中的测谎题得分很高，他认为这反映了中国受试的社会赞许需求高[①]。类似的，杨国枢认为，中国人非常重视外在的社会环境和社会现实，并且非常在意别人的看法，常常为符合社会情境的特征和要求，违背自己的意愿，表现出适合那个情境的反应以迎合外界。他同时认为，这与人类学家许烺光提出的中国人具有明显的"情境中心"行为取向（随情境而改变或决定自己行为的倾向）的观点是一致的[②]。以企业员工为被试开发的测量工具在医疗行业使用时应该谨慎，因为社会对企业员工的道德要求远远低于对公立医院医生的要求。长期以来，在中国社会的道德规训中，"好员工"的标准被表达为"干一行、爱一行、专一行"，对职业持消极心态是"不敬业"的典型表现。背负这种道德期许的被试，面对有道德评判意味的问卷项目，即便是填写匿名问卷，也有可能掩饰自己对职业的不满和消极感受。所以未来的研究中，对教师、医生、警察、公务员等社会赋予更高道德标准的职业群体，在研究他们的一些与职业道德相悖的心理状态时，怎样最大限度地消除道德期望和社会赞同需求对变量报告水平的影响值得探讨。

二　研究展望

职业承诺研究领域宽广，已有研究结果非常丰富。本书对公立医院医生职业承诺做了探索性的研究，虽然丰富了该领域的研究成果，但仍有很多研究议题需要继续探索。根据本书的发现和局限，未来应从以下几个方面加强对医生职业承诺的研究。

---

① 杨中芳：《如何理解中国人》，重庆大学出版社 2009 年版，第 3 页。
② 文崇一等：《中国人的观念与行为》，中国人民大学出版社 2013 年版，第 6 页。

1. 对公立医院医生职业承诺的发展做纵向研究或趋势分析，验证横断面研究的结论，探索公立医院医生职业承诺的发展模式。

2. 卫生系统从业者的亚群体职业心理比较研究。中国卫生系统规模庞大、层次分明，不同层次的医疗机构，其生存环境、运行特点、管理体制等差异显著，本书发现不同级别的医疗机构在职业承诺模型上的差异，对这种差异产生的可能原因也做了探讨，但其具体机制尚不甚清楚，研究者可以进一步探讨组织层面差异的原因和作用机制。

3. 对新形势下医生职业承诺的社会影响因素进行深入研究。本书发现，社会资源与职业承诺之间有密切关系。这提示我们，下一步研究可以针对医疗行业舆论环境、医患信任和政策环境，探索公共舆论和信任的形成机制，并分析不断推出的医疗改革政策对医生职业心态的影响。研究还发现，医生的工作要求中，来自患者的高期望和职业风险是造成医师消极职业体验的主要因素，其重要性超过了那些传统的压力因素如工作负荷、情感要求等，这提示医生职业的压力来源已从"疲劳型"转为"疲劳—风险型"，研究者应该据此前推，从社会心理学因素入手，探索医生职业风险的形成机制，从而为降低医生职业风险、提高医生的职业幸福感提供有价值的建议。考虑到当前医疗行业面临的医患信任低下、医疗暴力多发、医疗风险高企的困境，研究者对于这个研究方向应该给予足够的理论关注。

附录1 公立医院医生工作感受测评问卷（预调查）

尊敬的医生朋友：

您好！回顾自己的工作生涯，每个人都有一些感慨。请把您真实的工作感受表达出来吧！我们将是您忠实的倾听者。

本调查严格按照《中华人民共和国统计法》要求进行，不记姓名，答案没有对错之分，我们将对调查资料严格保密，请不要有任何顾虑。谢谢您的合作！

_____市_____医院

一 个人基本信息

1. 性别：①男 ②女

2. 年龄：____周岁

3. 婚姻状况：①未婚 ②已婚 ③离婚 ④分居 ⑤丧偶

4. 受教育程度：①中专及以下 ②大专 ③本科 ④硕士 ⑤博士

5. 专业技术职务：①未定职务 ②住院医师 ③主治医师 ④副主任医师 ⑤主任医师

6. 行政职务：①无 ②有（请选择）：
A. 院长 B. 副院长 C. 科长 D. 副科长 E. 科主任 F. 科副主任 G. 其他（请注明）_____

7. 所在科室：①内科 ②外科 ③妇产科 ④儿科 ⑤五官科 ⑥中医科 ⑦急诊科 ⑧麻醉科 ⑨保健科 ⑩医技科室 ⑪其他（请注明）_____

8. 您所在的医院属于：①三级医院 ②二级医院 ③一级医院

9. 工作总年限：____年，从事本专业工作年限：____年，在本医院工作年限：____年

10. 月平均收入（含奖金等）：①≤1000元 ②1001—2000元

③2001—3000 元　④3001—4000 元　⑤4001—5000 元　⑥≥5001 元

　　11. 聘用形式：①正式在编　②招聘医疗技术人员　③其他（请注明）_____

　　二　工作感受问卷（请在最能反映您感受的相应数字上画"√"）

数字"0"表示从没有这种感受，数字"6"表示总是有这种感受。

0 从不	1 极少	2 偶尔	3 有时	4 经常		5 频繁		6 总是	
从来没有	一年几次或更少	一个月一次或更少	一个月几次	每周一次		一周几次		每天	
1	工作中我能体会到当医生的自豪感			0	1	2	3	4	5	6
2	工作中我能体会到当医生的乐趣			0	1	2	3	4	5	6
3	我觉得自己的职业很有前途			0	1	2	3	4	5	6
4	工作一段时间后，对自己的职业选择更加坚定			0	1	2	3	4	5	6
5	让我重新选择职业的话，我还会选择医生			0	1	2	3	4	5	6
6	如果我的孩子面临升学择业，我不会让子女从医			0	1	2	3	4	5	6
7	如果从事其他行业，我可能会生活得更好			0	1	2	3	4	5	6
8	我很愿意告诉别人我是医生			0	1	2	3	4	5	6
9	对我来说，医生职业仅仅是谋生的工具			0	1	2	3	4	5	6
10	总体而言，在当今中国做医生是很好的职业选择			0	1	2	3	4	5	6

衷心感谢您的合作！

调查员：

附录2 公立医院医生工作感受测评问卷（效标调查）

尊敬的医生朋友：

您好！回顾自己的工作生涯，每个人都有一些感慨。请把您真实的工作感受表达出来吧！我们将是您忠实的倾听者。

本调查严格按照《中华人民共和国统计法》要求进行，不记姓名，答案没有对错之分，我们将对调查资料严格保密，请不要有任何顾虑。谢谢您的合作！

_____市_____医院

一　个人基本信息

1. 性别：①男　②女

2. 年龄：____周岁

3. 婚姻状况：①未婚　②已婚　③离婚　④分居　⑤丧偶

4. 受教育程度：①中专及以下　②大专　③本科　④硕士　⑤博士

5. 专业技术职务：①未定职务　②住院医师　③主治医师　④副主任医师　⑤主任医师

6. 行政职务：①无　②有（请选择）：
A. 院长　B. 副院长　C. 科长　D. 副科长　E. 科主任　F. 科副主任　G. 其他（请注明）_____

7. 所在科室：①内科　②外科　③妇产科　④儿科　⑤五官科⑥中医科　⑦急诊科　⑧麻醉科　⑨保健科　⑩医技科室　⑪其他（请注明）_____

8. 工作总年限：____年，从事本专业工作年限：____年，在本医院工作年限：____年

9. 月平均收入（含奖金等）：①≤1000元　②1001—2000元③2001—3000元　④3001—4000元　⑤4001—5000元　⑥≥5001元

10. 聘用形式：①正式在编　②招聘医疗技术人员　③其他（请注明）_____

二　工作感受问卷（请在最能反映您感受的相应数字上画"√"）

数字"0"表示从没有这种感受，数字"6"表示总是有这种感受。

0 从不	1 极少	2 偶尔	3 有时	4 经常		5 频繁		6 总是	
从来没有	一年几次或更少	一个月一次或更少	一个月几次	每周一次		一周几次		每天	
1	我觉得自己选择医生这个职业是明智的			0	1	2	3	4	5	6

		0 从不	1 极少	2 偶尔	3 有时	4 经常	5 频繁	6 总是
1	我觉得自己选择医生这个职业是明智的	0	1	2	3	4	5	6
2	我觉得自己的职业很有前途	0	1	2	3	4	5	6
3	工作中我能体会到当医生的乐趣	0	1	2	3	4	5	6
4	工作中我能体会到当医生的自豪感	0	1	2	3	4	5	6
5	让我重新选择职业的话，我还会选择医生	0	1	2	3	4	5	6
6	我觉得在当今中国做医生是很好的职业选择	0	1	2	3	4	5	6
7	我感到工作负荷很重，耗尽心神	0	1	2	3	4	5	6
8	工作一天下来，我感到筋疲力尽	0	1	2	3	4	5	6
9	我觉得自己快没有能量去面对工作了	0	1	2	3	4	5	6
10	我觉得自己的感情已经在工作中耗尽了	0	1	2	3	4	5	6
11	整日工作让我感到心力交瘁	0	1	2	3	4	5	6

三　工作满意度（请在最能反映您感受的相应数字上画"√"）

1 非常不符合　2 比较不符合　3 不能确定　4 比较符合　5 非常符合

1	总的来说，我对现在的工作非常满意	1	2	3	4	5
2	我从工作中感受到快乐	1	2	3	4	5
3	我的同事们都对工作很满意	1	2	3	4	5

四　工作稳定性（请在最能反映您感受的相应数字上画"√"）

1 非常不符合　2 比较不符合　3 不能确定　4 比较符合　5 非常符合					
1	我经常想离开这家医院	1	2	3	4	5
2	最近，我经常想换一下工作，不做医生了	1	2	3	4	5
3	明年我很有可能会找一份新工作	1	2	3	4	5

衷心感谢您的合作！

调查员：

附录 3　公立医院医生工作感受测评问卷（正式调查）

尊敬的医生朋友：

您好！回顾自己的工作生涯，每个人都有一些感慨。请把您真实的工作感受表达出来吧！我们将是您忠实的倾听者。

本调查严格按照《中华人民共和国统计法》要求进行，不记姓名，答案没有对错之分，我们将对调查资料严格保密，请不要有任何顾虑。谢谢您的合作！

_____市_____医院

一　个人基本信息

1. 性别：①男　②女

2. 年龄：____周岁

3. 婚姻状况：①未婚　②已婚　③离婚　④分居　⑤丧偶

4. 受教育程度：①中专及以下　②大专　③本科　④硕士　⑤博士

5. 专业技术职务：①未定职务　②住院医师　③主治医师　④副主任医师　⑤主任医师

6. 行政职务：①无　②有（请选择）：

A. 院长　B. 副院长　C. 科长　D. 副科长　E. 科主任　F. 科副主任　G. 其他（请注明）_____

7. 所在科室：①内科　②外科　③妇产科　④儿科　⑤五官科⑥中医科　⑦急诊科　⑧麻醉科　⑨保健科　⑩医技科室　⑪其他（请注明）_____

8. 您所在医院属于：①三级医院　②二级医院　③一级医院

9. 工作总年限：____年，从事本专业工作年限：____年，在本医院工作年限：____年

10. 月平均收入（含奖金等）：①≤1000 元　②1001—2000 元

③2001—3000 元　④3001—4000 元　⑤4001—5000 元　⑥≥5001 元

　　11. 聘用形式：①正式在编　②招聘医疗技术人员　③其他（请注明）_____

二　工作感受（请在最符合您状况的那个数字上面画"√"）

数字"0"表示从没有这种感受，数字"6"表示总是有这种感受。

0 从不	1 极少	2 偶尔	3 有时	4 经常		5 频繁	6 总是	
从来没有	一年几次或更少	一个月一次或更少	一个月几次	每周一次		一周几次	每天	
1	我感到工作负荷很重，耗尽心神	0	1	2	3	4	5	6
2	工作一天下来，我感到筋疲力尽	0	1	2	3	4	5	6
3	我觉得自己快没有能量去面对工作了	0	1	2	3	4	5	6
4	我觉得自己的感情已经在工作中耗尽了	0	1	2	3	4	5	6
5	整日工作让我感到心力交瘁	0	1	2	3	4	5	6
6	我觉得自己选择医生这个职业是明智的	0	1	2	3	4	5	6
7	我觉得自己的职业很有前途	0	1	2	3	4	5	6
8	工作中我能体会到当医生的乐趣	0	1	2	3	4	5	6
9	工作中我能体会到当医生的自豪感	0	1	2	3	4	5	6
10	让我重新选择职业的话，我还会选择医生	0	1	2	3	4	5	6
11	我觉得在当今中国做医生是很好的职业选择	0	1	2	3	4	5	6
12	工作中我完成了很多有价值的事情	0	1	2	3	4	5	6
13	我的能力在工作中得到了充分发挥	0	1	2	3	4	5	6
14	我对自己的劳动成果很满意	0	1	2	3	4	5	6
15	当工作成效很好时，我感到非常高兴	0	1	2	3	4	5	6
16	我觉得医生工作很有意义	0	1	2	3	4	5	6

三　工作要求（请在最能反映您感受的相应数字上画"√"）

1 非常不符合　2 比较不符合　3 不能确定　4 比较符合　5 非常符合

1	我每天的工作量都很大，总觉得时间紧张	1	2	3	4	5
2	我的工作内容太多，要殚精竭虑才能做好每一件事	1	2	3	4	5
3	我用于工作的时间很长，没有时间处理工作以外的事情	1	2	3	4	5
4	在工作中，我要付出很大努力才能达到工作的标准	1	2	3	4	5

1 非常不符合 2 比较不符合 3 不能确定 4 比较符合 5 非常符合

5	在工作中，我要隐藏自己的消极情绪（如生气和沮丧）	1	2	3	4	5
6	不管自己心情如何，都要控制情绪，对病人表现友善	1	2	3	4	5
7	在工作中，与难相处的病人或家属打交道，我需要努力控制自己	1	2	3	4	5
8	我觉得有些病人对诊疗结果的期望超出了医学现实	1	2	3	4	5
9	社会赋予医生的道德标准超过了现实可能	1	2	3	4	5
10	病人经常抱怨医疗费用太高	1	2	3	4	5
11	我感到医生的职业风险很大	1	2	3	4	5
12	我要提防来自病人或家属的伤害（指不礼貌话语或暴力伤害）	1	2	3	4	5
13	我经常会担心出现医疗纠纷	1	2	3	4	5
14	目前的医患关系让我感觉很紧张	1	2	3	4	5
15	我需要不断学习，才能达到工作要求	1	2	3	4	5
16	我需要不断努力，才能满足病人的需求	1	2	3	4	5
17	我需要不断学习和创新，才能跟上医学的发展	1	2	3	4	5

四 工作资源（请在最能反映您感受的相应数字上画"√"）

1 非常不符合 2 比较不符合 3 不能确定 4 比较符合 5 非常符合

1	在决定如何完成我的工作上，我有很大的自主权	1	2	3	4	5
2	医院的一些规定影响我的诊疗自主权	1	2	3	4	5
3	医疗保险的一些规定影响我的诊疗自主权	1	2	3	4	5
4	我要实施创新性的治疗方案，会遇到阻力	1	2	3	4	5
5	我的业务水平提高很快	1	2	3	4	5
6	我对自己的个人发展很有信心	1	2	3	4	5
7	我相信通过努力，我能得到顺利晋升或提拔	1	2	3	4	5
8	医院为我提供了很好的发展平台	1	2	3	4	5
9	领导经常赞扬我工作得力	1	2	3	4	5
10	领导对我很重视	1	2	3	4	5
11	领导经常向我反馈我的工作成效	1	2	3	4	5
12	我的收入与付出是相称的	1	2	3	4	5

续表

1 非常不符合　2 比较不符合　3 不能确定　4 比较符合　5 非常符合

13	我觉得医院的收入分配公平合理	1	2	3	4	5
14	我的技术劳务报酬能体现我的价值	1	2	3	4	5
15	我觉得医院的职称评聘制度很公平	1	2	3	4	5
16	医院各种制度实施效果很好	1	2	3	4	5
17	我觉得医院的值班、休班安排合理	1	2	3	4	5
18	我所在的医院为医生提供了安全的工作环境	1	2	3	4	5
19	我和同事的关系很融洽	1	2	3	4	5
20	我和领导的关系很融洽	1	2	3	4	5
21	本科室与医院其他业务部门合作融洽	1	2	3	4	5

五　社会资源（请在最能反映您感受的相应数字上画"√"）

1 非常不符合　2 比较不符合　3 不能确定　4 比较符合　5 非常符合

1	我感觉社会对医生职业很尊重	1	2	3	4	5
2	目前医生的社会地位很高	1	2	3	4	5
3	社会舆论对医生的评价是客观公正的	1	2	3	4	5
4	患者能够理解配合我的诊疗工作	1	2	3	4	5
5	患者对医生是信任的	1	2	3	4	5
6	患者对医生很尊重	1	2	3	4	5
7	我觉得医生从新医改中受益了	1	2	3	4	5
8	在解决医患冲突时，政府部门保护了医生的合法权益	1	2	3	4	5
9	我觉得当前的医疗纠纷处理办法很合理	1	2	3	4	5

衷心感谢您的合作！

调查员：

附录4 本书中的研究样本特征

一 预调查样本特征

预调查样本平均年龄为 36.3 ± 8.3 岁，平均工作年限为 13.0 ± 9.3 年。具体人口学特征分布见表1。

表1 预调查对象人口学特征

项目	类别	人数（人）	比例（%）	项目	类别	人数（人）	比例（%）
性别	男	313	63.5	行政职务	无	301	61.1
	女	177	35.9		院长	27	5.5
年龄（岁）	≤25	31	6.3		副院长	55	11.2
	26—30	123	24.9		科长	8	1.6
	31—35	97	19.7		副科长	7	1.4
	36—40	116	23.5		科主任	31	6.3
	41—45	48	9.7		科副主任	40	8.1
	46—50	48	9.7		其他	24	4.9
	≥51	30	6.1	工作年限（年）	≤5	155	31.4
婚姻状况	未婚	95	19.3		6—10	69	14.0
	已婚	396	80.3		11—15	83	16.8
	离婚	1	0.2		16—20	88	17.8
	分居	1	0.2		21—25	45	9.1
	丧偶	0	0.0		26—30	34	6.9
专业技术职务	未定职称	47	9.5		≥31	19	3.9
	住院医师	170	34.5	月均收入（元）	≤1000	44	8.9
	主治医师	169	34.3		1001—2000	123	24.9
	副主任医师	76	15.4		2001—3000	150	30.4
	主任医师	31	6.3		3001—4000	107	21.7

续表

项目	类别	人数（人）	比例（%）	项目	类别	人数（人）	比例（%）
受教育程度	中专及以下	36	7.3	月均收入（元）	4001—5000	44	8.9
	大专	107	21.7		≥5001	25	5.1
	本科	216	43.8	聘用形式	正式在编	412	83.6
	硕士	125	25.4		招聘	64	13.0
	博士	9	1.8		其他	17	3.4
医院级别	一级	223	45.2				
	二级	139	28.2				
	三级	131	26.6				

二　效标调查样本特征

效标调查样本平均年龄为 36.2 ± 8.4 岁，工作年限为 12.9 ± 9.3 年。具体人口学特征分布见表2。

表2　　　　　　　　　效标调查对象人口学特征

项目	类别	人数（人）	比例（%）	项目	类别	人数（人）	比例（%）
年龄（岁）	≤25	70	7.5	行政职务	无	629	67.1
	26—30	210	22.4		院长	10	1.1
	31—35	201	21.4		副院长	11	1.2
	36—40	178	19.0		科长	14	1.5
	41—45	107	11.4		副科长	7	0.7
	46—50	112	11.9		科主任	135	14.4
	≥51 岁	42	4.5		科副主任	76	8.1
婚姻状况	未婚	153	16.3		其他	23	2.5
	已婚	774	82.5	工作年限（年）	≤5	255	27.2
	离婚	5	0.5		6—10	191	20.4
	丧偶	6	0.6		11—15	105	11.2
专业技术职务	未定职称	113	12.0		16—20	157	16.7
	住院医师	276	29.4		21—25	87	9.3
	主治医师	371	39.6		26—30	69	7.4
	副主任医师	149	15.9		≥31	32	3.4
	主任医师	23	2.5	月均收入（元）	≤1000	42	4.5

续表

项目	类别	人数（人）	比例（%）	项目	类别	人数（人）	比例（%）
受教育程度	初中及以下	3	0.3	月均收入（元）	1001—2000	238	25.4
	中专（高中）	31	3.3		2001—3000	364	38.8
	大专	166	17.7		3001—4000	171	18.2
	本科	644	68.7		4001—5000	62	6.6
	硕士及以上	94	10.0		≥5001	19	2.0
聘用形式	正式在编	723	77.1				
	合同聘任	169	18.0				
	退休返聘	6	0.6				
	其他	28	3.0				

三 正式调查样本构成

正式调查样本平均年龄为 36.0±8.9 岁；平均工作年限为 12.4±9.8 年。具体人口学特征分布见表3。

表3　　　　　　　正式调查样本人口学特征

项目	类别	人数（人）	比例（%）	项目	类别	人数（人）	比例（%）
性别	男	962	50.37	受教育程度	中专及以下	145	7.59
	女	948	49.63		大专	436	22.83
年龄（岁）	≤25	145	7.59		本科	880	46.07
	26—30	563	29.48		硕士	374	19.58
	31—35	335	17.54		博士	75	3.93
	36—40	363	19.01	工作年限（年）	≤5	662	34.66
	41—45	182	9.53		6—10	326	17.07
	46—50	187	9.79		11—15	262	13.72
	≥51	135	7.07		16—20	289	15.13
婚姻状况	未婚	374	19.58		21—25	149	7.80
	已婚	1505	78.80		26—30	136	7.12
	离婚	16	0.84		≥31	86	4.50
	分居	13	0.68	科室分布	内科	516	27.02
	丧偶	2	0.10		外科	420	21.99

续表

项目	类别	人数（人）	比例（%）	项目	类别	人数（人）	比例（%）
专业技术职务	未定职称	265	13.87	科室分布	妇产科	227	11.88
	住院医师	606	31.73		儿科	79	4.14
	主治医师	653	34.19		五官科	96	5.03
	副主任医师	283	14.82		中医科	56	2.93
	主任医师	103	5.39		急诊科	45	2.36
行政职务	无职务	1498	78.43		麻醉科	28	1.47
	院长	8	0.42		保健科	23	1.20
	副院长	20	1.05		医技科室	170	8.90
	科长	33	1.73		其他	250	13.09
	副科长	16	0.84	月均收入（元）	≤1000	222	11.62
	科主任	144	7.54		1001—2000	469	24.55
	科副主任	135	7.07		2001—3000	645	33.77
	其他	56	2.93		3001—4000	354	18.53
医院级别	一级	519	27.17		4001—5000	144	7.54
	二级	677	35.45		≥5001	76	3.98
	三级	714	37.38	聘用形式	正式在编	1407	73.66
					招聘	335	17.54
					其他	168	8.80

参考文献

[1] 艾尔·巴比：《社会研究方法》，邱泽奇译，华夏出版社 2009 年版。

[2] 白剑峰：《寻求医患沟通"最大公约数"》，《人民日报》2013 年 8 月 2 日第 19 版。

[3] 彼得·布劳：《社会生活中的交换与权力》，李国武译，商务印书馆 2012 年版。

[4] 边燕杰：《关系社会学：理论与研究》，社会科学文献出版社 2011 年版。

[5] 戴茂堂等：《传统价值观与当代中国》，湖北人民出版社 2001 年版。

[6] 段晶鑫等：《中小学教师情绪智力与职业承诺的关系》，《科教文汇》 2010 年第 11 期。

[7] 费孝通等：《乡土中国》，生活·读书·新知三联书店 1985 年版。

[8] 风笑天：《高回收率更好吗？——对调查回收率的另一种认识》，《社会学研究》2007 年第 3 期。

[9] 戈夫曼：《日常接触》，徐江敏等译，华夏出版社 1990 年版。

[10] 侯杰泰等：《结构方程模型及其应用》，教育科学出版社 2004 年版。

[11] 华莱士等：《当代社会学理论：对古典理论的扩展》，刘少杰译，中国人民大学出版社 2008 年版。

[12] 黄冬梅等：《公立医院医生执业环境满意度的调查》，《中华医院管理杂志》2008 年第 7 期。

[13] 黄芳铭：《结构方程模式：理论与应用》，中国税务出版社 2005 年版。

[14] 黄艳：《中学体育教师职业承诺的量表编制与现状测查研究》，硕士学位论文，福建师范大学，2008 年。

[15] 纪国和等：《小学教师职业压力与职业承诺的关系研究》，《当代教育论坛》（教学版）2010 年第 1 期。

[16] 季培：《监狱警察职业承诺与 MBTI 人格类型关系研究》，硕士学位论文，南京师范大学，2012 年。

[17] 贾晓宏：《协和急诊女超人辞职》，《北京晚报》2013 年 6 月 11 日第 4 版。

[18] 孔庆秀：《中国文化背景下企业员工职业承诺结构模型的实证研究》，硕士学位论文，浙江大学，2005 年。

[19] 李斐斐：《知识型员工职业承诺及影响因素模型的研究》，硕士学位论文，天津师范大学，2006 年。

[20] 李汉林等：《资源与交换——中国单位组织中的依赖性结构》，《社会学研究》1999 年第 2 期。

[21] 李欢：《上海市公办早教机构兼职教师职业承诺现状分析》，硕士学位论文，华东师范大学，2012 年。

[22] 李路路：《论"单位"研究》，《社会学研究》2002 年第 5 期。

[23] 李路路等：《中国现代化进程中的社会结构及其变革》，浙江人民出版社 1992 年版。

[24] 李猛等：《单位：制度化组织的内部机制》，《中国社会科学季刊（香港）》1996 年第 5 期。

[25] 李娜：《长春市三级甲等医院临床护士职业承诺现状调查及影响因素分析》，硕士学位论文，吉林大学，2013 年。

[26] 李闻莺：《离开公立医院之后》，《青年时报》2013 年 12 月 19 日 B4 版。

[27] 李霞：《中小学教师职业承诺问卷的研制》，硕士学位论文，华中师范大学，2001 年。

[28] 李燕萍等：《与领导关系好就能获得职业成功吗？——一项调节的中介效应研究》，《心理学报》2011 年第 8 期。

[29] 李永华等：《职业承诺、组织承诺与员工满意度的实证研究——以项目经理为例》，《生产力研究》2007 年第 16 期。

[30] 连榕：《新手—熟手—专家型教师心理特征的比较》，《心理学报》2004 年第 1 期。

[31] 连榕等：《关于教师职业承诺及其发展模式的研究》，《教育评论》2003 年第 6 期。

[32] 梁润华：《电信企业员工职业承诺状况实证研究》，硕士学位论文，

暨南大学，2005 年。

[33] 凌文辁等：《中国职工组织承诺的结构模型研究》，《管理科学学报》2000 年第 2 期。

[34] 凌文辁等：《中国职工组织承诺研究》，《中国社会科学》2001 年第 2 期。

[35] 刘鲁蓉等：《中医医生职业承诺量表的结构模型评价研究》，《四川大学学报》（医学版）2009 年第 2 期。

[36] 刘世瑞：《中小学教师职业承诺问卷的编制及适用研究》，硕士学位论文，湖南师范大学心理学院，2005 年。

[37] 刘耀中：《电信员工职业承诺因素结构的研究》，《心理科学》2006 年第 4 期。

[38] 龙建等：《431 名护士职业承诺状况的调查分析》，《中华医院管理杂志》2002 年第 7 期。

[39] 龙立荣等：《职业承诺的理论与测量》，《心理学动态》2000 年第 8 期。

[40] 龙立荣等：《中小学教师的职业承诺研究》，《教育研究与实验》2002 年第 4 期。

[41] 鲁丽静等：《绩效工资制度对乡镇卫生院医务人员收入的影响分析》，《医学与社会》2013 年第 5 期。

[42] 路风：《单位：一种特殊的社会组织形式》，《中国社会科学》1989 年第 1 期。

[43] 罗家德等：《圈子理论——以社会网的视角分析中国人的组织行为》，《战略管理》2010 年第 1 期。

[44] 罗润生等：《中学教师职业承诺的特点研究》，《宁波大学学报》（教育科学版）2001 年第 6 期。

[45] 罗亚莉等：《教师职业承诺及其与主观幸福感的相关研究》，《江西教育科研》2006 年第 11 期。

[46] 欧文等：《日常生活中的自我呈现》，冯钢译，浙江人民出版社1989 年版。

[47] 裴艳：《护士职业承诺水平及离职影响因素研究》，硕士学位论文，第二军医大学，2007 年。

[48] 裴艳等：《护士职业承诺结构的研究》，《心理科学》2007 年第

6 期。

［49］孙阳等：《幼儿教师职业承诺与情绪耗竭：情绪劳动的中介》，《心理与行为研究》2013 年第 4 期。

［50］唐汉瑛等：《临床医生工作满意度的相关研究及职业承诺的调节作用》，《中国临床心理学杂志》2008 年第 1 期。

［51］唐琳琳等：《多层次承诺影响技术员工离职意向的比较研究》，《人类工效学》2008 年第 1 期。

［52］汪宁等：《苏州高职生择业倾向影响因素及分析》，《科技信息》（学术研究）2007 年第 16 期。

［53］王君壁：《员工职业承诺状况实证研究》，硕士学位论文，重庆大学，2007 年。

［54］王婷婷：《护士职业承诺量表的编制及其相关研究》，硕士学位论文，河北师范大学，2008 年。

［55］王霞霞等：《国内外职业承诺研究述评》，《心理科学进展》2007 年第 3 期。

［56］王雪：《企业员工职业承诺结构及相关研究》，硕士学位论文，暨南大学，2006 年。

［57］王雅君：《营养师职业承诺及其影响因素之研究》，硕士学位论文，中山大学（台湾），1991 年。

［58］王亚平：《建筑工程管理人员的社会支持、个体应对方式、工作家庭冲突与职业承诺的关系研究》，硕士学位论文，西南财经大学，2012 年。

［59］卫生部统计信息中心：《中国医患关系调查研究》，中国协和医科大学出版社 2010 年版。

［60］温忠麟等：《调节效应和中介效应分析》，教育科学出版社 2012 年版。

［61］文崇一等：《中国人的观念与行为》，中国人民大学出版社 2013 年版。

［62］吴兰花：《护士职业承诺和职业倦怠关系的研究》，《护理研究》2008 年第 12 期。

［63］吴明隆：《结构方程模型——AMOS 的操作与应用》，重庆大学出版社 2010 年版。

[64] 徐富明等：《中小学教师的职业承诺及其与工作满意度的关系》，《教学与管理》2005 年第 3 期。

[65] 杨国枢：《中国人的价值观：社会科学观点》，中国人民大学出版社 2013 年版。

[66] 杨中芳：《如何理解中国人》，重庆大学出版社 2009 年版。

[67] 易丹辉：《结构方程模型：方法与应用》，中国人民大学出版社 2008 年版。

[68] 尹文强等：《我国公立医院医生职业心理研究——工作倦怠的管理学视角》，中国社会科学出版社 2014 年第 1 版。

[69] 于腾腾：《校长领导行为对中学教师职业承诺的影响探析》，《内江师范学院学报》2010 年第 5 期。

[70] 于真真：《知识型员工职业承诺及其影响因素研究》，硕士学位论文，山东大学，2008 年。

[71] 翟学伟：《关系与中国社会》，中国社会科学出版社 2012 年版。

[72] 翟学伟：《信任与风险社会——西方理论与中国问题》，《社会科学研究》2008 年第 4 期。

[73] 翟学伟：《中国人的关系原理：时空秩序，生活欲念及其流变》，北京大学出版社 2011 年版。

[74] 詹姆斯·科尔曼：《社会理论的基础》（上、下），邓方译，社会科学文献出版社 1999 年版。

[75] 张豹等：《幼儿教师压力、职业承诺与职业倦怠及躯体化症状的关系》，《中国健康心理学杂志》2008 年第 7 期。

[76] 张芳：《图书馆员职业承诺与工作稳定性研究》，《图书馆》2009 年第 6 期。

[77] 张国礼等：《教师工作压力与职业枯竭的关系：职业承诺的调节效应》，《心理与行为研究》2013 年第 1 期。

[78] 张瑞等：《护士职业承诺与职业压力的相关研究》，《中国健康心理学杂志》2012 年第 4 期。

[79] 张珊明等：《高校教师职业承诺和职业倦怠的关系研究》，《继续教育研究》2009 年第 11 期。

[80] 张添洲：《生涯发展与规划》，五南图书出版公司 1994 年版。

[81] 郑伯壎：《企业组织中上下属的信任关系》，《社会学研究》1999 年

第 2 期。

[82] 中华人民共和国劳动与社会保障部:《职业指导应用基础》，中国劳动和社会保障出版社 1999 年版。

[83] 朱葵阳等:《社区护士工作价值观与职业承诺的调查研究》，《护理学杂志》2009 年第 20 期。

[84] 朱启臻:《职业指导理论与方法》，人民教育出版社 1996 年版。

[85] Allen, N. J. , Meyer, J. P. , The measurement and antecedents of affective, continuance and normative commitment to the organization, *Journal of Occupational Psychology*, Vol. 63, No. 1, 1990.

[86] Aranya, N. , Jacobson, D. , An empirical study of theories organizational and occupational commitment, *The Journal of Social Psychology*, Vol. 97, No. 1, 1975.

[87] Bagozzi, R. P. , Yi Y. , On the evaluation of structural equation models, *Journal of the Academy of Marketing Science*, Vol. 16, No. 1, 1988.

[88] Bakker, A. B. , Demerouti, E. , Euwema, M. C. , Job resources buffer the impact of job demands on burnout, *Journal of Occupational Health Psychology*, Vol. 10, No. 2, 2005.

[89] Bakker, A. B. , Demerouti, E. , The job demands – resources model: State of the art, *Journal of Managerial Psychology*, Vol. 22, No. 3, 2007.

[90] Bakker, A. B. , Hakanen, J. J. , Demerouti, E. , Job resources boost work engagement, particularly when job demands are high, *Journal of Educational Psychology*, Vol. 99, No. 2, 2007.

[91] Balfour, D. L. , Wechsler, B. , Organizational commitment: Antecedents and outcomes in public organizations, *Public Productivity & Management Review*, Vol. 19, No. 3, 1990.

[92] Becker, H. S. , Notes on the concept of commitment, *American Journal of Sociology*, Vol. 66, No. 1, 1960.

[93] Billingsley, B. S. , Cross, L. H. , Predictors of commitment, job satisfaction, and intent to stay in teaching: A comparison of general and special educators, *The Journal of Special Education*, Vol. 25,

No. 4, 1992.

[94] Blau, G. J., Can a four – dimensional model of occupational commitment help to explain intent to leave one's occupation, *Career Development International*, Vol. 14, No. 2, 2009.

[95] Blau, G. J., Testing the generalizability of a career commitment measure and its impact on employee turnover, *Journal of Vocational Behavior*, Vol. 35, No. 1, 1989.

[96] Blau, G. J., Further exploring the meaning and measurement of career commitment, *Journal of Vocational Behavior*, Vol. 32, No. 2, 1988.

[97] Blau, G. J., Testing for a four – dimensional structure of occupational commitment, *Journal of Occupational and Organizational Psychology*, Vol. 76, No. 4, 2003.

[98] Blau, G. J., The measurement and prediction of career commitment, *Journal of Occupational Psychology*, Vol. 58, No. 4, 1985.

[99] Borg, M. G., Riding, R. J., Falzon, J. M., Stress in teaching: A study of occupational stress and its determinants, job satisfaction and career commitment among primary schoolteachers, *Educational Psychology*, Vol. 11, No. 1, 1991.

[100] Bowen, D. D., Hisrich, R. D., The female entrepreneur: a career development perspective, *Academy of Management Review*, Vol. 11, No. 2, 1986.

[101] Brierley, J. A., The measurement of organizational commitment and professional commitment, *The Journal of Social Psychology*, Vol. 136, No. 2, 1996.

[102] Canrinus, E. T., Helms – Lorenz M., Beijaard D., et al., Self – efficacy, job satisfaction, motivation and commitment: exploring the relationships between indicators of teachers' professional identity, *European Journal of Psychology of Education*, Vol. 27, No. 1, 2012.

[103] Carson, K. D., Bedeian, A. G., Career commitment: Construction of a measure and examination of its psychometric properties, *Journal of Vocational Behavior*, Vol. 44, No. 3, 1994.

[104] Carson, K., Carson, P., Bedeian, A., Development and construct

validation of a career entrenchment measure, *Journal of Occupational and Qrganizational Psychology*, Vol. 68, No. 4, 1995.

[105] Chang, S. J. , Witteloostuijn, A. , Eden, L. , From the editors: common method variance in international business research, *Journal of International Business Studies*, Vol. 41, No. 2, 2010.

[106] Chen, Z. X. , Tsui, A. S. , Farh, J. L. , Loyalty to supervisor vs. organizational commitment: Relationships to employee performance in China, *Journal of Occupational and Organizational Psychology*, Vol. 75, No. 3, 2002.

[107] Churchill, Jr. , Gilbert, A. , A paradigm for developing better measures of marketing constructs, *Journal of Marketing Research (JMR)*, Vol. 16, No. 1, 1979.

[108] Cohen A. , Career stage as a moderator of the relationships between organizational commitment and its outcomes: A meta – analysis, *Journal of Occupational Psychology*, Vol. 64, No. 3, 1991.

[109] Colarelli, S. M. , Bishop, R. C. , Career commitment functions, correlates, and management, *Group & Organization Management*, Vol. 15, No. 2, 1990.

[110] Collins, R. , Annett, J. , *Conflict sociology: Toward an explanatory science*, New York: Academic Press, 1975.

[111] Cunningham, G. B. , Sagas, M. , Ashley, F. B. , Occupational commitment and intest to leave the coaching profession differences according to race, *International Review for the Sociology of Sport*, Vol. 36, No. 2, 2001.

[112] de Jong E. , The impact of motivation on the career commitment of Dutch literary translators, *Poetics*, Vol. 26, No. 5, 1990.

[113] Demerouti, E. , Bakker, A. , Fiedhelm, N. , et al. , The Job Demands – Resources Model of Burnout, *Journal of Applied Psychology*, Vol. 86, No. 3, 2001.

[114] Diamantopoulos, A. , Siguaw, J. A. , Introducing LISREL: A guide for the uninitiated, 2000.

[115] Duffy, R. D. , Dik, B. J. , Steger, M. F. (2011). Calling and work –

related outcomes: Career commitment as a mediator, *Journal of Vocational Behavior*, Vol. 78, No. 2, 2011.

[116] Dyrbye, L. N., Varkey, P., Boone, S. L., Physician satisfaction and burnout at different career stages, *Mayo Clinic Proceedings*, Vol. 88, No. 12, 2013.

[117] Gambino, K. M., Motivation for entry, occupational commitment and intent to remain: a survey regarding Registered Nurse retention, *Journal of Advanced Nursing*, Vol. 66, No. 11, 2010.

[118] Giffords, E. D., An examination of organizational and professional commitment among public, not – for – profit, and proprietary social service employees, *Administration in Social Work*, Vol. 27, No. 3, 2003.

[119] Gorn, G. J., Kanungo, R. N., Job involvement and motivation: Are intrinsically motivated managers more job involved, *Organizational Behavior and Human Performance*, Vol. 26, No. 2, 1980.

[120] Goulet, L. R., Singh, P., Career commitment: a reexamination and an extension, *Journal of Vocational Behavior*, Vol. 61, No. 1, 2002.

[121] Greenhaus, J. H., Parasuraman, S., Wormley, W. M., Effects of race on organizational experiences, job performance evaluations, and career outcomes, *Academy of Management Journal*, Vol. 33, No. 1, 1990.

[122] Hackman, J. R., Oldham, G. R., Development of the job diagnostic survey, *Journal of Applied Psychology*, Vol. 60, No. 2, 1975.

[123] Hair, J. F., Anderson, R. E., Tatham, R. L., *Multivariate data analysis: with readings*, Macmillan, 1987.

[124] Hayes, A. F., Beyond Baron and Kenny: Statistical mediation analysis in the new millennium, *Communication Monographs*, Vol. 76, No. 4, 2009.

[125] Igbaria, M., Greenhaus, J. H., Determinants of MIS employees' turnover intentions: a structural equation model, *Communications of the ACM*, Vol. 35, No. 2, 1992.

[126] Irving, P. G., Coleman, D. F., Cooper, C. L., Further assessments of a three – component model of occupational commitment: generaliz-

ability and differences across occupations, *Journal of Applied Psychology*, *Vol. 82*, *No. 3*, *1997*.

[127] Kaiser, H. F. , An index of factorial simplicity, *Psychometrika*, Vol. 39, No. 1, 1960.

[128] Kidd, J. M. , Green, F. , The careers of research scientists: predictors of three dimensions of career commitment and intention to leave science, *Personnel Review*, Vol. 35, No. 3, 2006.

[129] Kristensen, T. S. , Hannerz, H. , Hogh, A. , et. al. , The Copenhagen Psychosocial Questionnaire—a tool for the assessment and improvement of the psychosocial work environment, *Scand J Work Environ Health*, Vol. 31, No. 6, 2005.

[130] Lapointe É. , Morin A. J. , Courcy F. , Workplace Affective Commitment, Emotional Labor and Burnout: A Multiple Mediator Model, *International Journal of Business & Management*, Vol. 7, No. 1, 2012.

[131] Leal – Muniz, V. , Constantine M. G. , Predictors of the career commitment process in Mexican American college students, *Journal of Career Assessment*, Vol. 13, No. 2, 2005.

[132] Lee, K. , Carswell, J. J. , Allen, N. J. , A meta – analytic review of occupational commitment: relations with person – and work – related variables, *Journal of Applied Psychology*, Vol. 85, No. 5, 2000.

[133] Liu, C. Y. , Wang, X. Y. , Which future for doctors in China, *The Lancet*, Vol. 382, No. 9896, 2013.

[134] London, M. , Toward a theory of career motivation, *Academy of Management Review*, Vol. 8, No. 4, 1983.

[135] Lowrey, W. , Becker, L. B. , Commitment to journalistic work: Do high school and college activities matter, *Journalism and Mass Communication Quarterly*, Vol. 81, No. 3, 2004.

[136] Luthans, F. , Positive organizational behavior: Developing and managing psychological strengths, *The Academy of Management Executive*, Vol. 16, No. 1, 2002.

[137] Luthans, F. , The need for and meaning of positive organizational behavior, *Journal of Organizational Behavior*, Vol. 23, No. 6, 2002.

[138] Lynn, S. A., Cao, L. T., Horn, B. C., The influence of career stage on the work attitudes of male and female accounting professionals, *Journal of Organizational Behavior*, Vol. 17, No. 2, 1996.

[139] Marks, S. R., Multiple roles and role strain: Some notes on human energy, time and commitment, *American Sociological Review*, 1977.

[140] Marshall, S. J., Wijting, J. P., Relationships of achievement motivation and sex – role identity to college women's career orientation, *Journal of Vocational Behavior*, Vol. 16, No. 3, 1980.

[141] Maslach, C., Jackson, S. E., The measurement of experienced burnout, *Journal of Organizational Behavior*, Vol. 2, No. 2, 1981.

[142] Mathieu, J. E., Zajac, D. M., A review and meta – analysis of the antecedents, correlates, and consequences of organizational commitment, *Psychological Bulletin*, Vol. 108, No. 2, 1990.

[143] Mauno, S., Kinnunen, U., Ruokolainen M., Job demands and resources as antecedents of work engagement: A longitudinal study, *Journal of Vocational Behavior*, Vol. 70, No. 1, 2007.

[144] Meyer, J. P., Allen, N. J., *Commitment in the workplace: Theory, research*, and application, Sage, 1997.

[145] Meyer, J. P., Stanley, D. J., Herscovitch L., Affective, continuance, and normative commitment to the organization: A meta – analysis of antecedents, correlates, and consequences, *Journal of Vocational Behavior*, Vol. 61, No. 1, 2002.

[146] Meyer, J. P., Allen, N. J., Smith, C. A., Commitment to organizations and occupations: extension and test of a three – component model, *Journal of Applied Psychology*, Vol. 78, No. 4, 1993.

[147] Meyer, J. P., Becker, T. E., Vandenberghe. C., Employee commitment and motivation: a conceptual analysis and integrative model, *Journal of Applied Psychology*, Vol. 89, No. 6, 2004.

[148] Morris, J. H., Sherman, J. D., Generalizability of an organizational commitment model, *Academy of Management Journal*, Vol. 24, No. 3, 1981.

[149] Morrow, P. C., McElroy, J. C., On assessing measures of work com-

mitment, *Journal of Organizational Behavior*, Vol. 7, No. 2, 1986.

[150] Morrow, P. C., Wirth, R. E., Work commitment among salaried professionals, *Journal of Vocational Behavior*, Vol. 34, No. 1, 1989.

[151] Mowday, R. T., Steers, R. M., Porter L. W., The measurement of organizational commitment, *Journal of Vocational Behavior*, Vol. 14, No. 2, 1979.

[152] Mrayyan, M. T. et al., Predictors of career commitment and job performance of Jordanian nurses, *Journal of Nursing Management*, Vol. 16, No. 3, 2008.

[153] Nielsen, M. B., Mearns, K., Matthiesen S. B., Using the Job Demands – Resources model to investigate risk perception, safety climate and job satisfaction in safety critical organizations. *Scandinavian Journal of Psychology*, Vol. 52, No. 5, 2011.

[154] Noe, R. A., Noe, A. W., Bachuber, J. A., An investigation of the correlates of career motivation, *Journal of Vocational Behavior*, Vol. 37, No. 3, 1990.

[155] Omdahl, B. L., O'Donnell, C., Emotional contagion, empathic concern and communicative responsiveness as variables affecting nurses' stress and occupational commitment, *Journal of Advanced Nursing*, Vol. 29, No. 6, 1999.

[156] Podsakoff, P. M., MacKenzie, S. B., Lee, J. Y., Common method biases in behavioral research: a critical review of the literature and recommended remedies, *Journal of Applied Psychology*, Vol. 88, No. 5, 2003.

[157] Podsakoff, P. M., Organ, D. W., Self – reports in organizational research: Problems and prospects, *Journal of Management*, Vol. 12, No. 4, 1986.

[158] Preacher, K. J., Hayes, A. F., Asymptotic and resampling strategies for assessing and comparing indirect effects in multiple mediator models, *Behavior Research Methods*, Vol. 40, No. 3, 2008.

[159] Reilly, N. P., Orsak, C. L., A career stage analysis of career and organizational commitment in nursing, *Journal of Vocational Behavior*,

Vol. 39, No. 3, 1991.

[160] Ruekert, R. W. , Churchill. , Jr. , G. A. , Reliability and validity of alternative measures of channel member satisfaction, *Journal of Marketing Research*, 1984.

[161] Sawada, T. , The relationships among occupational and organizational commitment, human relations in the workplace, and well - being in nurses, *Shinrigaku Kenkyu*, Vol. 84, No. 5, 2013.

[162] Saxe, R. , Weitz, B. A. , The SOCO scale: a measure of the customer orientation of salespeople, *Journal of Marketing Research*, 1982.

[163] Sheldon, M. E. , Investments and involvements as mechanisms producing commitment to the organization, *Administrative Science Quarterly*, Vol. 16, No. 2, 1971.

[164] Shrout, P. E. , Bolger, N. , Mediation in experimental and nonexperimental studies: new procedures and recommendations, *Psychological Methods*, Vol. 7, No. 4, 2002.

[165] Smart, R. , Peterson, C. , Super's career stages and the decision to change careers, *Journal of Vocational Behavior*, Vol. 51, No. 3, 1997.

[166] Snape, E. , Redman, T. , An evaluation of a three - component model of occupational commitment: dimensionality and consequences among United Kingdom human resource management specialists, *Journal of Applied Psychology*, Vol. 88, No. 1, 2003.

[167] Sobel, M. E. , Asymptotic confidence intervals for indirect effects in structural equation models, *Sociological Methodology*, Vol. 13, 1982.

[168] Somers, M. J. , Birnbaum, D. , Work - related commitment and job performance: it's also the nature of the performance that counts, *Journal of Organizational Behavior*, Vol. 19, No. 6, 1998.

[169] Tett, R. P. , Meyer, J. P. , Job satisfaction, organizational commitment, turnover intention, and turnover: path analyses based on meta - analytic findings, *Personnel Psychology*, Vol. 46, No. 2, 1993.

[170] Vandenberg, R. J. , Scarpello, V. , A longitudinal assessment of the determinant relationship between employee commitments to the occupation and the organization, *Journal of Organizational Behavior*, Vol. 15,

No. 6, 1994.

[171] Wang, X., Armstrong, A., An empirical study of PM professionals' commitment to their profession and employing organizations, *International Journal of Project Management*, Vol. 22, No. 5, 2004.

[172] Weng, Q., McElroy, J. C., Organizational career growth, affective occupational commitment and turnover intentions, *Journal of Vocational Behavior*, Vol. 80, No. 2, 2012.

[173] Wiener, Y., Commitment in organizations: A normative view, *Academy of Management Review*, Vol. 7, No. 3, 1982.

[174] Wisniewski, L., Gargiulo, R. M., Occupational stress and burnout among special educators: A review of the literature, *The Journal of Special Education*, Vol. 31, No. 3, 1997.

[175] Youssef, C. M., Luthans, F., Positive Organizational Behavior in the Workplace: The Impact of Hope, Optimism, and Resilience, *Journal of Management*, Vol. 33, No. 5, 2007.

[176] Zhou, X., Unorganized interests and collective action in communist China, *American Sociological Review*, Vol. 58, No. 1, 1993.

后　记

本书从选题到行文至今，给我带来的收获不仅仅是这本书的付梓，还有无数人的帮助和支持赋予我的力量和感动。在此，我要向他们表达深深的谢意。

首先要特别感谢我们的研究对象。本书的研究涉及3800多名公立医院医生，为了不影响他们的正常诊疗工作，我们选择在他们下班时进入现场发放和回收问卷，访谈则约定在休息日进行，这样就占用了他们宝贵的休息时间。换位思考一下，如果我是一名医生，刚从手术室出来或者结束了繁忙的门诊，本想放松一下紧绷的神经，却收到一份长长的问卷需要认真阅读填答，或者忙了十多天才轮到一个休息日，又要接受一个多小时的访谈，心里难免会有抵触情绪。但是他们都非常配合，认真填答问卷和提供信息，让我们深受感动。

感谢我所在的尹文强博士科研团队所有成员，特别要感谢团队带头人尹文强教授。尹教授是我学术生涯的引路人，他在我职业发展的迷茫期为我指明了发展的方向，找准了立足点，并为我提供了宝贵的学习和发展平台，使我在科研上由懵懂而渐趋明朗；当我遭遇研究困境而苦闷时，尹教授总会给我适时的点拨，鼓励我在学术上不断攀升；在我职业发展遭遇挫折而茫然时，尹教授及时的警示和提醒带我走出迷津。尹教授胸怀宽广、气度豁达，为我树立了做人的榜样。他宽广的学术视野、严谨的治学态度和敏锐的洞察力值得我终身学习。本书的完成也离不开团队成员于倩倩、郭洪伟、孙葵、赵延奎、胡式良、胡金伟、李云伟、代海岩等老师的帮助和支持，在此对他们表示感谢。

感谢北京大学的王志锋教授及潍坊医学院的于贞杰博士、胡青、秦浩等老师在本书写作中提出的建设性意见。感谢潍坊医学院科研处的各位同人在课题运作中提供的帮助和指导。

感谢潍坊医学院"社会医学与卫生事业管理"硕士点的研究生任桂

芳、薛中豪、王青、李丹、孟梦、陈钟鸣、王飞等同学在课题现场调研和资料分析中付出的努力。感谢研究生范海平、崔雪丹、秦晓强在书稿校对中认真细致的工作。

我还要向布劳、戈夫曼、迈耶、霍曼斯、布鲁默、翟学伟、杨中芳、龙立荣等众多虽然从未谋面但对我的学术研究有重大启示的中外学者致以敬意！他们的研究成果充满智慧的光芒，使我获得思想的启迪，体会到创见的价值和伟大意义。

感谢家人对我的关心、支持和鼓励。为了让我专心写作，父母和丈夫承担了所有家务和照顾女儿起居学习的任务。聪明活泼的女儿带给我无限的快乐，我常因写作而无暇顾及她，对此我常感内疚。家人的无私支持给了我强大的精神动力，我衷心祝愿他们天天快乐、健康，并以此书送给他们。

本书是国家自然科学基金项目"新医改背景下公立医院医生职业承诺研究——以山东省为例"（项目批准号：71103129）、教育部人文社会科学研究规划项目"公立医院医生职业枯竭评价与应对策略研究"（项目批准号：09YJA630114）和国家自然科学基金项目"我国公立医院医生工作满意度与稳定性研究"（项目批准号：70573078）的研究成果，在此衷心感谢国家自然科学基金和教育部的资助。

由于本人才疏学浅，书中难免有不足和疏漏之处，希望各位专家和同行不吝赐教。

黄冬梅

2014 年 4 月